Antonia Marie Haile

Yoga gegen Stress

vianova
Verlag Via Nova

Antonia Marie Haile

Yoga gegen Stress

Gelassen und entspannt durch den Alltag

vianova
Verlag Via Nova

Wichtiger Hinweis
Die Empfehlungen in diesem Buch wurden nach bestem Wissen und Gewissen sorgfältig erwogen und geprüft. Die hier vermittelten Informationen und Ratschläge stellen jedoch keinen Ersatz für eine medizinische Betreuung dar.

Schwangere sollten einige der Übungen mit besonderer Vorsicht ausführen: den Atem nicht zu lange anhalten, keinen Feueratem, Übungen, bei denen der Beckenbereich angespannt oder belastet wird (z. B. Wurzelschleuse, „Frösche" etc.), sollten keinesfalls ohne Rücksprache mit der Hebamme oder dem Arzt durchgeführt werden.

Eine Haftung für den Eintritt des Erfolges sowie eine Haftung für Personen-, Sach-oder Vermögensschäden, die sich aus dem Gebrauch oder Missbrauch der in diesem Text dargestellten Methoden oder sonstigen Hinweise ergibt, ist von der Autorin oder deren Beauftragten ausdrücklich ausgeschlossen.

---

1. Auflage 2012

Verlag Via Nova, Alte Landstr. 12, 36100 Petersberg

Telefon: (06 61) 6 29 73

Fax: (06 61) 96 79 560

E-Mail: info@verlag-vianova.de

Internet: www.verlag-vianova.de / www.transpersonale.de

Umschlaggestaltung: Guter Punkt, München

Fotografie (mit Ausnahme des Titelfotos): Udo Kowalski

Autoren-Foto: Reiner Maria Urbaniak

Fotomodell: Sabine Schröder

Satz: Sebastian Carl

Druck und Verarbeitung: Appel und Klinger, 96277 Schneckenlohe

ISBN 978-3-86616-218-1

„Healthy, happy and holy" –
„gesund, glücklich und ganzheitlich" zu leben,
ist unser Geburtsrecht.

YOGI BHAJAN

Inhalt

Yoga ist das Joch,
die Stange,
die zwei Pferde
vor einem Wagen vereint.
Der Wagen ist Ihr Körper.
Die Pferde sind Ihre Gefühle.
Der Kutscher ist Ihr Denken.
Die Zügel sind Ihre Intelligenz.

„Im Kundalini Yoga ist das Wichtigste die Erfahrung. Deine Erfahrung geht direkt in dein Herz. Keine Worte können das ausdrücken; dein Bewusstsein würde sie nicht annehmen, höchstens dein Verstand. Uns geht es nur darum, das Bewusstsein zu erweitern, den Horizont zu erweitern für die Gnade, die Wahrheit zu verstehen. Dann kannst du dein Leben sorgenfrei planen, wie auch immer du es dir vorstellst, kannst Kreativität und Unbegrenztheit in allen Aspekten des täglichen Lebens ausstrahlen."

YOGI BHAJAN

„Ein weiser Mensch sucht
bei sich selbst nach Gründen,
wenn etwas passiert.
Ein Dummkopf gibt immer
anderen die Schuld."

YOGI BHAJAN

Einleitung

Es gibt viele Arten von Stress – strapaziöse Ausnahmesituationen wie eine Prüfung oder ein Vorstellungsgespräch zählen ebenso dazu wie wiederkehrende oder dauerhafte Belastungen im Alltag, verursacht etwa durch eine anspruchsvolle Berufstätigkeit, lange Arbeitszeiten, ständig sitzende Arbeitshaltung im Büro und andauernde Bildschirmarbeit. Stress ist ein Teil unseres alltäglichen Lebens.

Ebenso gibt es viele Arten, wie man mit Stress umgehen kann. Hier möchte ich Ihnen ein paar Übungen und Techniken aus der Tradition des Yoga und aus dem meditativ ausgerichteten Sat Nam Rasayan® (einer alten nordindischen Heilkunst) vorstellen, die Sie in der jeweiligen Situation als Sofort-Maßnahmen durchführen oder auch als langfristige Übungseinheiten in Ihren Alltag mit hineinnehmen können, um mit belastenden Situationen gelassener umzugehen und den Anforderungen in Ihrem Leben besser gewachsen zu sein.

Zum besseren Verständnis stelle ich kurz ein paar Begriffserklärungen und grundlegende Erläuterungen zur Yoga-Praxis voran.

Danach folgen kleine rückenstärkende und -mobilisierende Übungen, die zusammengefasst als Aufwärmprogramm oder nach Bedarf auch als Einzelübungen eingesetzt werden können.

Eine Zusammenstellung von Meditationen und Übungen soll Ihnen helfen, gezielt auf bestimmte Situationen zu reagieren oder auf Probleme einzugehen.

Im Anschluss werde ich Ihnen ein paar Körperübungen und Sets vermitteln, für die Sie etwas Zeit benötigen. Unter anderem schildere ich Ihnen einen möglichen Ablauf einer Yogastunde, die Sie auch allein zu Hause üben und durchführen können.

Dieses Buch soll eine praktische Handreichung für den Alltag sein. Sie brauchen es nicht von vorn bis hinten durchzuarbeiten – wählen Sie einfach mal eine Übung, die zu Ihrer jeweiligen Situation passt und/oder Ihre Neugier weckt, probieren Sie sie aus und überzeugen Sie sich selbst von der Wirkung. Viele meiner Kursteilnehmer haben bereits von positiven Erfahrungen berichtet. Sicher finden auch Sie ein paar Übungen, die Ihnen helfen, die eine oder andere Art von Stress in Ihrem Leben, sei es Prüfungsangst, ein Jetlag oder auch ein verspannter Rücken, erfolgreicher zu bewältigen. Sie brauchen dazu weder Vorkenntnisse, noch müssen Sie besonders sportlich, gelenkig oder belastbar sein.

Eine umfassende Einführung in Hintergründe und Praxis des Yoga kann und will dieses Buch nicht bieten, zumal es viele Übungen gibt, die besser nicht anhand einer schriftlichen Anleitung, sondern in einem Kurs mit einem ausgebildeten Yogalehrer erlernt werden sollten. Ich biete Kurse für Privatpersonen, aber auch für Unternehmen, Behörden, Universitäten und andere Institutionen an. Immer mehr Arbeitgeber machen sich die gesundheitsfördernde und leistungssteigernde Wirkung dieser überlieferten Techniken zunutze, indem sie Kurse für ihre Mitarbeiter anbieten: ein Trend, der zeigt, dass diese alten Techniken noch immer zeitgemäß anwendbar sind.

Bei Interesse erhalten Sie nähere Informationen bei:

Antonia Haile

- Systemische Beratung in Organisationen
- Meditative Heiltechniken
- Kundalini Yoga
- Persönlichkeitsberatung
- Yogatherapie

Mail@antoniahaile.de www.antoniahaile.de

Grundlagen der Yoga-Praxis

Was ist Yoga?

Übersetzt bedeutet der Begriff „verbinden, zusammenhalten".

In der Yoga-Praxis verbinden wir uns mit uns selbst – mit unseren Ressourcen, unserer Kraft, unseren Ideen und mit unserer Identität.

Es gibt viele unterschiedliche Arten von Yoga, von denen sich jeder Mensch diejenige aussuchen sollte, die ihm persönlich liegt.

Die dynamische Yoga-Art, die ich Ihnen hier vorstelle, kann jeder ausführen, ohne besonders sportlich oder gelenkig zu sein; aber auch ein Profisportler kann hier seine Fähigkeiten einbringen.

Ziel dieser Yoga-Technik ist es, sich selbst so anzunehmen, wie man ist, und die Fähigkeit zu entwickeln, sein Potenzial entsprechend den eigenen Wünschen auszubauen. Wir verbinden die Kraft der Gedanken mit der Kraft des Körpers und gewinnen so den Zugang zu unserer ureigenen Kraft.

Im Folgenden werden ein paar einfache und dennoch effektive Übungen erläutert – probieren Sie sie doch einmal aus. Gehen Sie dabei aber bitte nie über Ihre Grenzen; Yoga soll Spaß machen und keine Selbstmarterung sein.

„Lachen ist nachweislich gesund
und stärkt das Immunsystem."

YOGI BHAJAN

Meditation

Meditieren bedeutet wörtlich übersetzt „ermessen, geistig abmessen“. Die Meditation ist ein sinnendes Betrachten, ein Nachdenken, das es einem ermöglicht, Abstand vom hektischen Alltagsgetriebe zu gewinnen, seine Gedanken zu ordnen und zur Ruhe zu kommen. Auf diese Weise stärkt man seine Fähigkeit, trotz Reizüberflutung das Wesentliche im Blick zu behalten, trotz Ablenkungen fokussiert und konzentriert zu bleiben und somit Stress-Situationen gelassener und erfolgreicher zu meistern.

„Der Geist ist ein Ungeheuer,
wenn er dein Meister ist.
Er ist ein Engel,
wenn er dir dient.“

YOGI BHAJAN

Wie man seine Wohnung aufräumt und sauber macht, so räumt man in der Meditation seinen Kopf, seinen Geist auf. Und wie Sie zu Hause über jedes Ding selbst entscheiden, ob Sie es wegwerfen oder besonders schön ins Regal stellen, so verhält es sich auch mit dem Aufräumen in Ihrem Geist. Sie werfen den Ballast ab, der sich im Alltag ansammelt, und entwickeln gezielt Ihre Stärken und Fähigkeiten.

„Meditation ist eine Frage
seelischer Hygiene.“

YOGI BHAJAN

Das Prinzip der Meditation besteht darin, dass man sich stark auf etwas Bestimmtes, sehr Einfaches konzentriert – auf einen Gegenstand, ein Wort (Mantra), das man im Geiste ständig wiederholt, auf eine immer wiederkehrende Bewegung oder aber eine stille Körperhaltung, eine bestimmte Handhaltung, auf den eigenen Atem, auf einen Punkt im oder am eigenen Körper (z. B. die Nasenspitze). Auf diese Weise vermeidet man es, sich von störenden Gedanken ablenken zu lassen.

Wenn man einen Zustand der Konzentration erreicht hat, öffnet sich der Geist, um dem inneren Raum zu lauschen und ihn zu ermessen. Die wirren Gedanken kommen zur Ruhe, sodass nur das Wesentliche in das Bewusstsein eintritt.

Körperschleusen

Hier wird die Körperenergie (Lebensenergie, Prana) kanalisiert und in die Hauptenergiebahnen transportiert.

Wenn eine Körperschleuse aktiviert wird, übt sie einen spezifischen Druck auf die Nerven aus, stimuliert den Blutkreislauf und aktiviert das Fließen der Rückenmarksflüssigkeit.

Drei Körperschleusen, die in den hier zusammengestellten Übungen eingesetzt werden, möchte ich im Folgenden kurz erläutern.

Wurzelschleuse

Die Wurzelschleuse wird im Yoga häufig ausgeführt; hierdurch wird die Energie im Beckenbereich integriert und aktiviert.

Technik:

Pressen Sie die gesamte Muskulatur im unteren Beckenboden zusammen – so, als hätten Sie Durchfall und die Toilette wäre besetzt. Stellen Sie sich vor, die Muskulatur bis zum Bauchnabel hochzuziehen und nach hinten gegen die Wirbelsäule zu drücken.

Zwerchfellschleuse

Die Zwerchfellschleuse leitet die Energie vom unteren Beckenboden in den oberen Brustbereich.

Technik:
Ziehen Sie das Zwerchfell und die obere Bauchmuskulatur zusammen und nach innen unter die Rippen.

Nackenschleuse

Dies ist eine der wichtigsten Körperschleusen. Sie ist grundlegender Bestandteil der meisten Übungen und soll, sofern nicht anders angegeben, bei jeder Übung ausgeführt werden.

Die Lebensenergie kann so ungehindert zum Gehirn und zu den Drüsen im Kopfbereich fließen.

Wenn Sie die Nackenschleuse nicht betätigen, kann es vorkommen, dass Druck auf das Herz, auf die Ohren und die Augen entsteht. Dieser ist unangenehm und kann mit dieser Technik leicht vermieden werden.

Technik:
Strecken Sie die Halswirbelsäule gerade, indem Sie das Kinn leicht nach hinten-unten anziehen. Der Kopf bleibt aufrecht auf den Schultern, weder nach vorn noch nach hinten geneigt.

Mantren

„Ich bin ein Geldmagnet.
Reichtum jeglicher Art
fühlt sich von mir
magisch angezogen."

LOUISE L. HAY

Das Wort „Mantra" setzt sich zusammen aus „Man" = Geist und „tra" = Projektion.

Im Yoga werden Mantren als Konzentrationshilfe genutzt, besonders um die Gedanken zu fokussieren und bewusst in eine Richtung zu lenken. Aber auch im Alltag jedes Menschen spielen Mantren eine Rolle, wenn auch unbewusst: Wörter und Sätze, die man mit sich herumträgt, in bestimmten Situationen zu sich selbst sagt, beeinflussen das Denken, die innere Einstellung und so letztendlich den eigenen Erfolg. Jemand, der einer Herausforderung mit der Haltung begegnet: „Das schaffe ich", wird sie besser meistern als jemand, der sich sagt: „Damit bin ich überfordert". Zwar geht es letztendlich um die Überzeugung, aber die Wörter, die diese Überzeugung ausdrücken, bilden einen Ansatzpunkt, bewusst Einfluss auf die eigene innere Einstellung zu nehmen und sich eine positive Grundhaltung anzueignen. Die Mantren des Yoga sind Silben oder Silbenfolgen, die, wenn sie ausgesprochen werden, auf mehrfache Weise wirken: durch die jeweiligen Schwingungen, den Rhythmus und die Zungenbewegung werden die 84 Meridianpunkte am Gaumen stimuliert – entweder über die direkte Berührung der Zunge oder durch den entstehenden Luftstrom.

„Wer ständig ans Schlechte denkt,
schadet seiner Gesundheit."

YOGI BHAJAN

Wichtig ist dabei auch – so, wie es bei einem Instrument gilt, den richtigen Ton zu treffen – eine gute Aussprache der Mantren, da durch das Sprechen oder Singen eines Mantras ein bestimmtes Energiemuster entsteht, das auf denjenigen, der es singt oder spricht, reinigend wirkt. Denn hinter dem Gaumen, zwischen den Gehirnhälften, sitzt der Hypothalamus mit der Hypophyse (Hirnanhangdrüse), welche als Meisterdrüse allen anderen Drüsen übergeordnet ist. Durch das Sprechen oder Singen wird sie angeregt, und der Stoffwechsel des Körpers wird positiv stimuliert.

Vermeide folgende Mantren:
„Ich weiß nicht"
„Ich kann nicht"
„Ich bin noch nicht so weit"

Ein Mantra kann gesprochen oder gesungen werden, es wirkt aber auch noch auf andere Weise: Man kann Mantren hören, stumm (durch die Vorstellungskraft) rezitieren, in geschriebener Form ansehen oder sich das geschriebene Mantra vorstellen.

Mantren gehören einfach zum Yoga dazu; jeder kann sie – unabhängig von seiner körperlichen Verfassung – anwenden und sich ihre Wirkung zunutze machen.

Drei Grundregeln für Erfolg:
1. Sag nichts Negatives über andere.
2. Hör nicht zu, wenn Negatives über andere gesprochen wird.
3. Tu nichts Negatives.

EXKURS: STIMME

Wir alle haben eine Stimme, und manche von Ihnen werden sich sicher noch erinnern, wie schön es war, als Kind laut zu sein, zu singen, zu schreien und komische Geräusche aus sich herauszulassen. Beobachten Sie mal ein Baby, das seine Stimme entdeckt hat – es ist ein Ausdruck purer Lebensfreude. Aber nun zu uns selbst: Wenn der Arzt unseren Hals untersuchen will, fordert er uns auf, den Mund weit zu öffnen und „Aaaa" zu sagen, weil dieses langgezogene „A" die Muskulatur entspannt, sodass ein tieferer Blick in den Hals möglich wird.

Frédérick Leboyer, der Vater der sanften Geburtsmedizin, empfahl den Schwangeren, Volkslieder zu singen. Wenn wir singen, denken wir meistens nicht viel nach; wir sind konzentrierter, unser Atem wird immer tiefer, wir entspannen uns,

Der indische Arzt Dr. Balaji Tambe heilt mit Mantren Menschen. Ich selbst habe Dr. Tambe mit seinem Orchester in Frankfurt in einer Kirche erlebt. Er spielte und sang ein Lied, und dem ganzen Publikum wurde kalt, dann folgte ein anderes Lied, worauf uns allen warm wurde. Auch wenn solche Phänomene wissenschaftlich erst ansatzweise erschlossen sind, so kann man die Wirkung doch ganz konkret erfahren.

Singen hält auch die Stimme länger jung: Es wirkt auf den Stimmapparat ein und beugt so der Greisenstimme im Alter vor. Die Stimmbänder werden straffer und dicker, die Muskeln, die den Kehlkopf nach unten ziehen, werden kräftiger. Die Nebenhöhlen, die der Stimme ihren Klang verleihen, können besser mitschwingen.

Eine schwedische Sängerin soll mit dem Mantra „Ong“ ihre durch Gesang überstrapazierte Stimme wieder geheilt haben. Das Mantra wird dazu folgendermaßen gesungen: ein mittelkurzes Ooooo, dann ein sehr langes nnnnnnnnnnnnnnnnnnnnnnnnnnnnnnnnnggggggg (die Schädeldecke soll mitschwingen, besonders das Hinterhauptsbein), die Zunge wird dabei an den Gaumen gepresst.

Einige unter Ihnen kennen sicher die Verbindung zwischen dem Unterkiefer und dem Becken, von der vor einiger Zeit in den Medien viel berichtet wurde – „Beckenschiefstand ruft Fehlbiss im Kiefer hervor“. Wenn man das lang gezogene Aaaaa in dem Mantra „Sat“ mit gelöstem Kiefer singt und gut zum Schwingen bringt, kann sich dabei das Becken entspannen; das Gleiche gilt beim „Naaaaaaaaaaam“. Probieren Sie es einfach aus!

Grundhaltung des Körpers

Dies ist die Grundhaltung, in der viele der beschriebenen Übungen ausgeführt werden. Traditionell sitzt man dabei mit gekreuzten Beinen auf einer Matte auf dem Boden, Sie können jedoch auch auf einem Stuhl sitzen, wenn Sie das vorziehen.

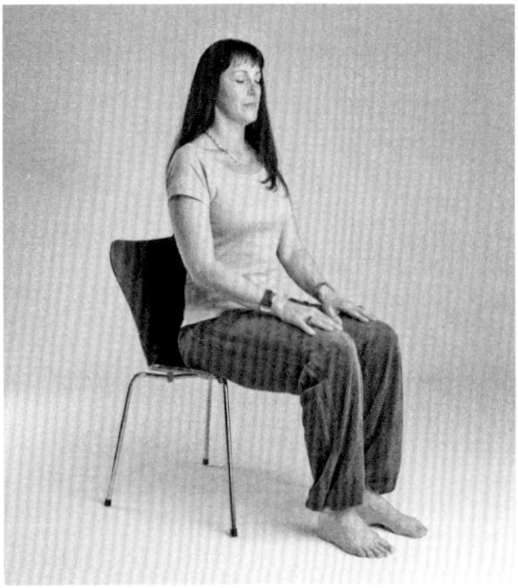

Wenn Sie die Grundhaltung auf einem Stuhl einnehmen, setzen Sie sich bitte auf das vordere Drittel der Sitzfläche, stellen Sie die Füße schulterbreit nebeneinander und achten Sie darauf, dass beide Fußsohlen vollständig den Boden berühren. Die Sitzhöhe sollte so gewählt werden, dass in der Hüfte, in den Knien und in den Fußgelenken ein rechter Winkel entsteht.

Auf dem Boden setzen Sie sich so hoch, dass die Knie tiefer sind als Ihre Hüften, schieben Sie sich ggf. ein Kissen unter das Gesäß.

Gleich, ob Sie auf dem Boden sitzen oder auf einem Stuhl – achten Sie darauf, dass das Becken leicht nach vorn gekippt ist; so wird der untere Rücken gerade. Ziehen Sie dann das Kinn leicht nach unten und hinten (Nackenschleuse); so wird die Halswirbelsäule gestreckt, und die Lebensenergie (Prana) kann ungehindert durch Ihr Rückgrat vom Becken bis ins Gehirn fließen.

Um ein Gespür dafür zu entwickeln, wie sich ein aufgerichteter, gerader Rücken anfühlt, können Sie sich an eine Wand setzen und mit dem unteren Rücken ganz dicht an die Wand heranrücken, sodass Sie diese möglichst mit der gesamten Wirbelsäule einschließlich der Halswirbelsäule berühren. Das wird nicht jedem sofort gelingen, aber wenn Sie häufiger einzelne Yoga-Übungen für den Rücken machen, werden Sie nach und nach den Erfolg feststellen können.

Im freien Sitz stellen Sie sich nun vor, dass jemand Sie am höchsten Punkt Ihres Hinterkopfes mit einer unsichtbaren Schnur leicht nach oben zieht. Atmen Sie dabei lang und tief.

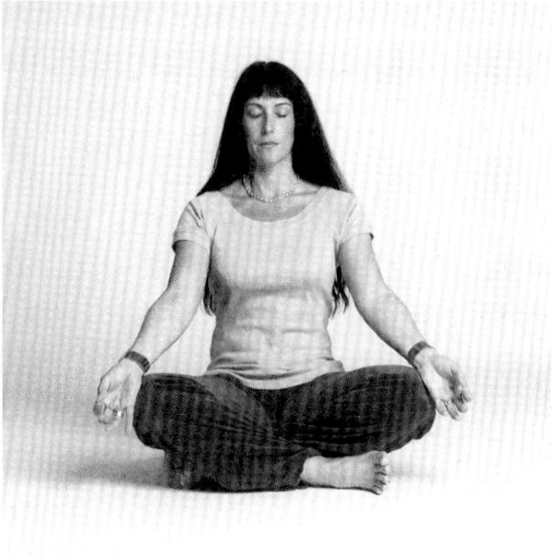

Ich wünsche mir
die Kraft,
zu ändern, was zu ändern ist,
die Gelassenheit,
zu ertragen, was nicht zu ändern ist,
und die Weisheit,
beides zu unterscheiden.

Einstimmen

Zu Beginn des Yoga stimmen wir uns mit dem folgenden Mantra ein. Die Hände sind in Gebetshaltung (s. Abb.) vor dem Brustkorb zusammengelegt, die Daumenrücken berühren leicht das Brustbein (so wird die Thymusdrüse aktiviert).

In der Öffentlichkeit, wenn Sie beispielsweise im Bus sitzen oder in einer Konferenz, können Sie sich natürlich nicht laut einstimmen; denken Sie jedoch das Mantra und stellen Sie sich vor, die beschriebene Position einzunehmen – die innere Haltung zählt genauso wie die Achtung vor der Technik.

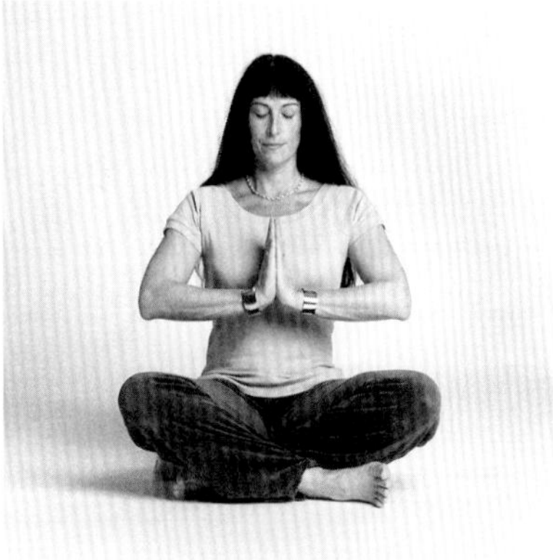

Ong Namo
Ich grüße die schöpferische Kraft des Universums.

Guru Dev Namo
Ich grüße den Weg vom Dunklen zum Licht.

Das erste Mal gesungen, steht es für die Vergangenheit, das zweite Mal für die Gegenwart, das dritte Mal für die Zukunft.

Melodie:

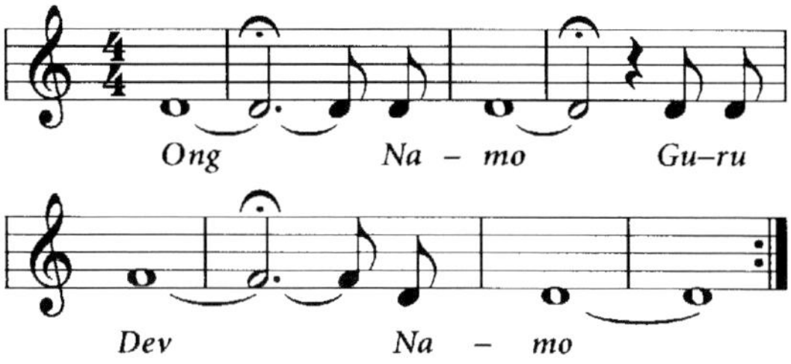

„Guru ist Bewusstsein und keine Person.
Lass hier keine Missverständnisse entstehen.
Wo ist Guru?
Überall.
Wenn wir jemandem die Wahrheit sagen,
das ist Guru.
Vergiss die Person, die spricht.
Die tatsächliche Führung ist das wahre Wort
und die richtige Schwingung."

YOGI BHAJAN

Anschließend können Sie, um einen gewissen Schutz für sich aufzubauen, noch das Mantra singen, das auf der folgenden Seite erläutert wird.

Schutzmantra

Aad Guree Namä
Ich grüße die Weisheit, die am Anfang war.

Jugaad Guree Namä
Ich grüße die Weisheit, die durch alle Zeitalter hindurch besteht.

Sat Guree Namä
Ich grüße die wahre Weisheit.

Siri Guru Deeve Namä
Ich grüße die erhabene Weisheit.

Dieses Mantra stimmt fröhlich und schützt Sie vor negativen Einflüssen und Grenzüberschreitungen. Sie können es auch unabhängig vom Einstimmen jederzeit zwischendurch singen, um sich einen Schutz aufzubauen. Oder Sie können es sich aufschreiben und als „Talisman" ins Portemonnaie oder in die Hosentasche stecken.

Das Mantra wird eintönig in folgendem Rhythmus gesungen: („v“ bezeichnet eine kurze Silbe, „–“ eine lange, der Akzent „´ “zeigt die Betonung an).

	´		´		´
	—	v	—	v	—
	Aad	Gu -	ree	Na-	mä
	´		´		´
v	—	v	—	v	—
Ju-	gaad	Gu-	ree	Na-	mä
	´		´		´
	—	v	—	v	—
	Sat	Gu-	ree	Na-	mä
´		´	´		´
v v	v v	—	—	—	—
Si-ri	Gu-ru	Dee-	ve	Na-	mä

Dies ist ein Schutzmantra, das nach dem Einstimmungs-Mantra (Ong Namo Guru Dev Namo) ebenfalls dreimal gesungen wird.

Ausstimmen

Im Yoga-Unterricht wird zum Abschluss noch ein Gedicht, Gebet, Mantra gesungen (auf Deutsch oder auf Englisch). Sie können es auch sprechen oder sich eine eigene Melodie dazu komponieren.

Nehmen Sie dazu wieder die Grundhaltung ein, die Hände berühren sich in Gebetshaltung vor der Brustmitte auf Höhe des Herzens.

Schließen Sie die Augen. Wenn Sie möchten, können Sie aus dem Herzen singen und dieses Gedicht gedanklich an eine Person Ihrer Wahl schicken.

Lass die ewige Sonne
auf dich scheinen,
Liebe dich umgeben
und das reine Licht in dir
dich auf deinem Wege führen,
dich auf deinem Wege führen,
dich auf deinem Wege führen.

May the long time sun
shine upon you,
all love surround you
and the pure light within you
guide your way on,
guide your way on,
guide your way on.

Melodie:

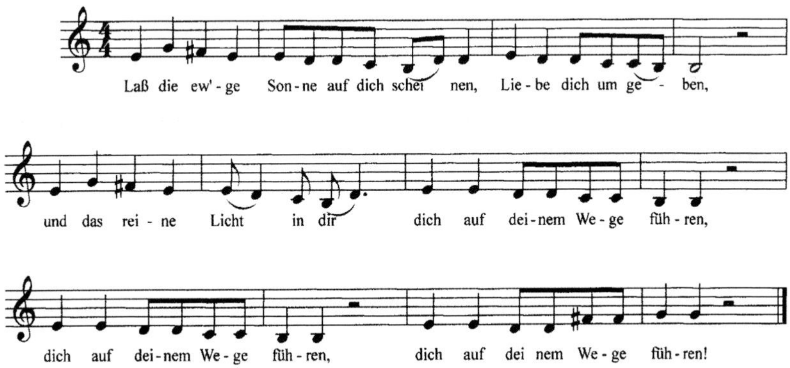

Schluss: Am Ende des Yoga stimmen wir uns mit dem dreimaligen Singen des folgenden Mantras aus (Hände wieder in Gebetshaltung):

Sat Nam
Wahre Identität

Melodie:

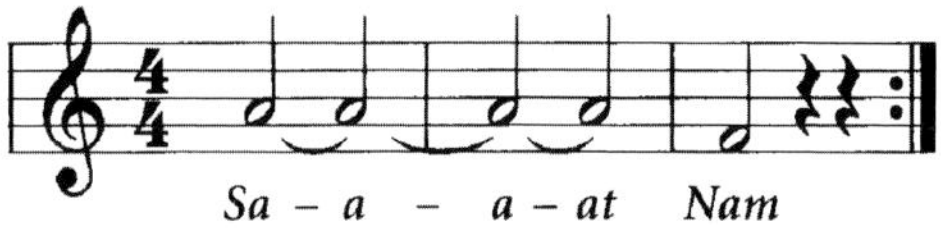

Das „S“ wird stimmlos und länger gesungen, das „A“ sehr lang und mit Schwingung (aus der Brust heraus), das „T“ kurz und deutlich.

SSSS AAAAAAAAAAAAAAAAAAAAA T

Das „N“ wird wieder etwas länger gesungen und das „A“ kurz mit vollem Ton. Das „M“ kann unterschiedlich gesungen werden, entweder ganz kurz oder etwas länger, dann aber mit Schwingung.

NNN AAA MMMMM

Traditionell wird das „SAT“ siebenmal so lang gesungen wie das „NAM“: SAAAAAAT – 7 Schläge

NAM – 1 Schlag

Atmen Sie doch
jetzt
einmal tief durch!

Atmung

Im Yoga nutzen wir unterschiedliche Atemtechniken, von denen im Folgenden einige näher erklärt werden.

Es ist wichtig, dass Sie sich der Bedeutung des Atems bewusst werden, sich vergegenwärtigen, welche Kraft er hat: Der Atem bildet zusammen mit dem Wasser die Grundlage des Lebens.

Die Luft ist unter natürlichen Bedingungen mit Lebensenergie erfüllt. Besonders Menschen, die in Gebäuden mit Klimaanlage arbeiten müssen, kennen sicher das ermüdende Gefühl in solchen Räumen.

Wer sich mit diesem Thema näher beschäftigen möchte, dem sei ein Buch ans Herz gelegt, das sehr schön verdeutlicht, wie wichtig Wasser, Luft, der Wille und die eigene Hoffnung sind. *Solange ich atme, hoffe ich* (Zürich: Oesch Verlag 2000) ist die Geschichte des Medizinstudenten James Scott, der sich im Winter im Himalaja verirrt und es schafft, 43 Tage lang zu überleben – mit Hilfe seines Willens und seiner Hoffnung, mit Schnee (Wasser) und mit Luft.

Im Yoga haben wir alle drei wichtigen Aspekte vereint: Atem, Wasser, Geisteskraft.

Langer tiefer Atem

Dies ist im Yoga eine grundlegende Atemtechnik. Sie entgiftet das Blut und reichert es mit Sauerstoff an. Die Drüsen im Körper werden angeregt; dadurch findet eine physische und psychische Reinigung statt, Selbstheilungskräfte werden aktiviert, und die Atemtechnik gibt Kraft, dem Leben positiv entgegenzutreten.

Diese Atmung stärkt das elektromagnetische Feld um den Körper und mindert dadurch die Anfälligkeit für Krankheiten, Unfälle, äußere Negativität und Stress. Sie entspannt den ganzen Körper, und Schmerzen oder Anspannungen lassen sich so „wegatmen", z. B. bei einer Geburt, in Prüfungen usw.

Üben Sie diese Technik, kommen Sie allmählich auf 5–6 Atemzüge pro Minute und nutzen Sie hierbei Ihre ganze Lunge gut aus. Mit genügend Übung können Sie später sogar bis auf 2–3 Atemzüge pro Minute reduzieren. Die Atmung beginnt und endet im Bauch und verläuft in drei Abschnitten, die im Folgenden erklärt werden.

Technik:

- Beobachten Sie Ihren Atemfluss. Atmen Sie die ganze Zeit durch die Nase ein und aus.
- Stellen Sie sich vor, Sie seien ein Wasserglas, das langsam gefüllt wird. Von unten beginnend, steigt der Wasserspiegel allmählich bis ganz nach oben. Dann entleeren Sie das Glas mit Hilfe eines Strohhalms wieder langsam von oben nach unten.

Einatmen:

1. Zwerchfell-oder Bauchatmung: Die Bauchdecke ist entspannt und wölbt sich, wenn der Atem tief in den Bauch hineinströmt. Das Zwerchfell senkt sich dabei.
2. Rippenatmung: Die Einatmung fließt nun weiter in dem Brustkorb, dieser weitet sich, die Rippen dehnen sich leicht auseinander.
3. Schlüsselbeinatmung: Die Lungenspitze füllt sich, dabei heben sich der obere Brustkorb, das Brustbein und die Schlüsselbeine.

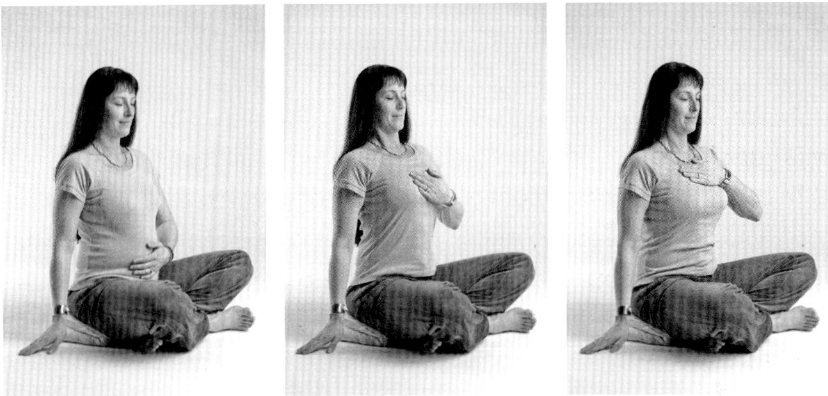

Ausatmen:

1. Leeren Sie den oberen Brustkorb langsam,
2. dann den mittleren Brustkorb,
3. schließlich drücken Sie mit Hilfe der Bauchmuskulatur den Rest der Luft aus Ihrer Lunge heraus, indem Sie den Bauchnabel (Nabelpunkt) nach innen anziehen.

Sie können Ihre Atmung durch Auflegen der Hände überprüfen.

Feueratem

Diese Atemtechnik baut in kurzer Zeit viel Stress ab, und dem Körper wird Lebensenergie (Prana) zugeführt. Bei häufiger Anwendung wird die Lungenkapazität gesteigert, die Blutzirkulation verbessert, das Nervensystem wird gestärkt, das elektromagnetische Feld vergrößert. Der Feueratem entgiftet außerdem den Körper und stärkt die allgemeine Gesundheit.

Durch diese Atemtechnik wird der Nabelpunkt (Energiezentrum um den Nabel herum) gestärkt. Ein starker Nabelpunkt bedeutet eine klare Identität, eine gesunde Selbstsicherheit und ein gutes Ich-Bewusstsein.

Technik:

- Sitzen Sie aufrecht in der Grundhaltung. Ziehen Sie das Kinn leicht nach hinten-unten. Kontrollieren Sie immer wieder, ob Sie die Nackenschleuse angezogen haben, anderenfalls können Sie einen unangenehmen Druck auf Augen, Ohren und Herz spüren. Der Mund ist geschlossen, Sie atmen nur durch die Nase ein und aus. Zur Kontrolle können Sie eine Hand auf den Bauch und eine auf den Brustkorb legen und so Ihren Atemfluss beobachten.
- Atmen Sie tief ein und dehnen Sie dabei den Brustkorb stark aus. Stoßen Sie nun ein wenig Luft aus und ziehen Sie dabei den Bauchnabel an. Anschließend atmen Sie sofort dieselbe Menge Luft wieder ein, wobei Sie den Bauch entspannen.

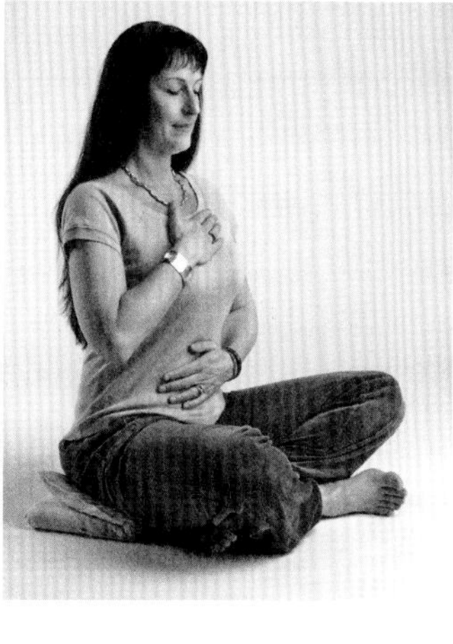

- Wiederholen Sie diese kleinen Atemstöße. Die Bauchdecke bewegt sich dabei kraftvoll und rhythmisch mit der Atmung, ca. zwei-bis dreimal pro Sekunde (fangen Sie beim Üben erst langsam an und werden Sie dann schneller). Der Atem wechselt rasch und ohne Unterbrechung zwischen der Ein-und der Ausatmung.

Wichtig: Halten Sie den Brustkorb die ganze Zeit über in der Einatemstellung. Es wird immer nur eine kleine Menge Luft ein- und ausgeatmet, die Lunge wird nicht geleert.

Wenn Sie in der Übungsphase das Gefühl von Luftnot haben, dann atmen Sie vollständig aus, nehmen einen langen, tiefen Atemzug und beginnen erneut mit der pumpenden Atembewegung.

Vorsicht: **Kein Feueratem**

- in der Schwangerschaft; da ist der lange, tiefe Atem besser;
- während der ersten Tage der Menstruation; manche Frauen führen allerdings gerade dann diese Atmung durch. Finden Sie bitte für sich selbst heraus, was Ihnen gut tut – der Blutfluss kann dadurch stärker werden.

Schwindelgefühl

- kann aufgrund der ungewohnt guten Sauerstoffversorgung auftreten – viele Menschen atmen normalerweise zu flach. Betrachten Sie dies als Ihre natürliche Grenze, üben Sie die Atemtechnik jedoch weiterhin regelmäßig, vorerst in kürzeren Einheiten;
- tritt bei nicht korrekter Ausführung auf, z. B. bei paradoxer Atmung (Bauch wird beim Einatmen angezogen o. ä.),
- oder (in seltenen Einzelfällen) wenn der Körper schon stark entgiftet. Trinken Sie dann viel Wasser, damit die Giftstoffe im Körper verteilt und natürlich ausgeschieden werden. Entspannen Sie und üben Sie den Feueratem dann langsam und kurz; fangen Sie mit ein paar Sekunden an.

Nasenlochatmung

Diese Atemtechnik kann man sehr bewusst und gezielt in seinen Alltag miteinbeziehen. Sie werden über die prompte Wirkung überrascht sein.

In der Nasenscheidewand verlaufen Energiebahnen, die wir durch die Atmung aktivieren oder hemmen können. Die Energiekanäle der rechten bzw. linken Körperseite unterscheiden sich grundsätzlich; der rechten Seite ist der Pingala-Energiekanal zugeordnet, der linken der Ida-Energiekanal.

Pingala-Energiekanal

Rechte Nasenlochatmung wird der Sonnenenergie zugeordnet, der Männlichkeit. Sie aktiviert das Leben der Yang-Energie. Diese Atemtechnik stimuliert die linke Gehirnhälfte, somit wird das analytische Denken angeregt, das Zahlengedächtnis, die Geradlinigkeit, das Erinnerungsvermögen, die Konzentration. Der Blutdruck steigt, man wird wacher und munterer, aktiviert.

Ida-Energiekanal

Linke Nasenlochatmung wird der Mondenergie zugeordnet, der Weiblichkeit, der Ying-Energie. Diese Atemtechnik stimuliert die rechte Gehirnhälfte, somit das Gefühlsbetonte, Intuitive, Kreative, Sensible. Der Blutdruck senkt sich, und man wird entspannter, ruhiger und ausgeglichener. Gut bei Einschlaf-Problemen.

Technik:

- Sitzen Sie in der Grundhaltung, achten Sie auf den geraden Rücken und die Nackenschleuse.
- Die Augen sind geschlossen, um die Wahrnehmung nach innen zu verlagern (nicht zwingend nötig – falls Sie Ihre Augen nicht schließen möchten, z. B. in einer Konferenz, dann lassen Sie auf jeden Fall den Blick etwas ruhiger werden oder fixieren Sie einen Punkt, der sich ca. einen Meter vor Ihnen befindet).
- Wenn Sie den Pingala-Energiekanal aktivieren wollen, halten Sie sich sanft den linken Nasenflügel zu, entweder, indem Sie das Nasenloch mit dem Daumen der entsprechenden Seite abdecken, oder mit leichtem seitlichem Druck gegen den Nasenflügel. Atmen Sie mit langem, tiefem Atem nur über die rechte Seite ein und aus.

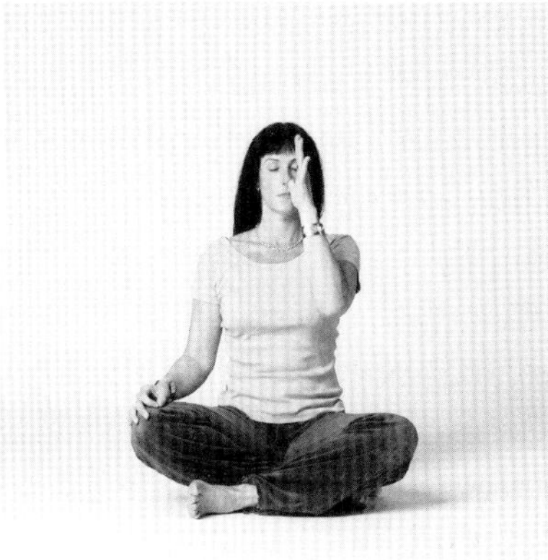

- Wenn Sie den Ida-Energiekanal stimulieren wollen, halten Sie sich sanft den rechten Nasenflügel zu und atmen Sie nur über die linke Seite ein und aus.

Die Abbildung zeigt die ideale Handhaltung -wenn Sie die Nasenlochatmung in der Öffentlichkeit durchführen wollen, können Sie sich das jeweilige Nasenloch natürlich auch unauffälliger zuhalten.

„Das Leben ist ein Rätsel.
Die, die es gelöst haben,
sprechen nicht darüber.
Die, die es nicht gelöst haben,
reden viel.“

YOGI BHAJAN

Wechselatmung

Achten Sie einmal darauf, durch welches Nasenloch Sie gerade atmen – Sie werden feststellen, dass eins stärker aktiv ist als das andere. Normalerweise wechselt unsere Nasenatmung alle zweieinhalb Stunden, sodass sich der Körper immer wieder selbst ausbalanciert.

Wenn Sie einmal den Eindruck haben, körperlich oder seelisch aus der Balance geraten zu sein, führen Sie die Wechselatmung durch. Sie werden die wohltuende Wirkung recht bald wahrnehmen.

Technik:

- Sitzen Sie gerade, halten Sie sich mit dem Daumen der rechten Hand das rechte Nasenloch zu und atmen Sie über das **linke** Nasenloch **ein**.
- Dann verschließen Sie mit dem Zeigefinger der rechten Hand das linke Nasenloch und atmen über das **rechte** wieder **aus**.
- Atmen Sie anschließend über das **rechte** Nasenloch **ein** und über das **linke aus,** wiederholen Sie beides abwechselnd.

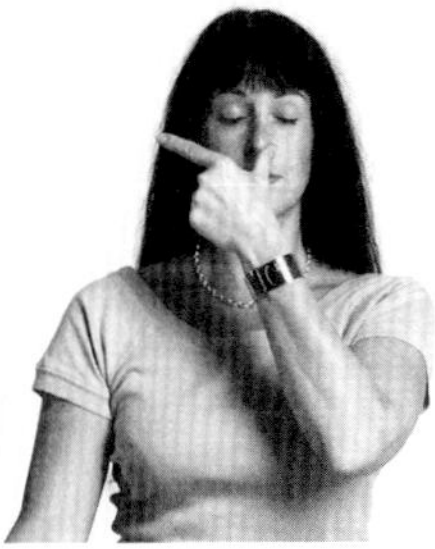

Sie können diese Übung mit langem, tiefem Atem durchführen oder mit schnellen Atemzügen.

Statt der rechten Hand können Sie auch die linke benutzen.

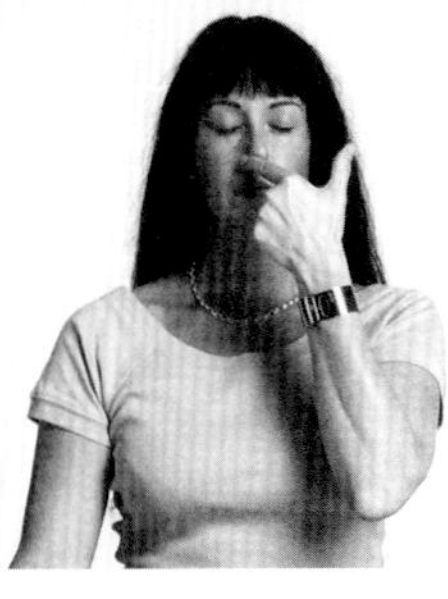

Dauer: 3–11 Minuten (bei schnellen Atemzügen nur **maximal 3 Minuten**).

Zungenatmung

Diese Atemtechnik wirkt kühlend, zentrierend und entspannend, der Atem wird tiefer und ruhiger. Regelmäßig durchgeführt, wirkt diese Art der Zungenatmung entgiftend und verjüngend und kann der Entsäuerung des Körpers dienen. Bei Fieber oder Hitzestau im Körper eingesetzt, kann sie die Temperatur senken (bitte beachten Sie diese Wirkung vor allem im Winter!).

Technik:

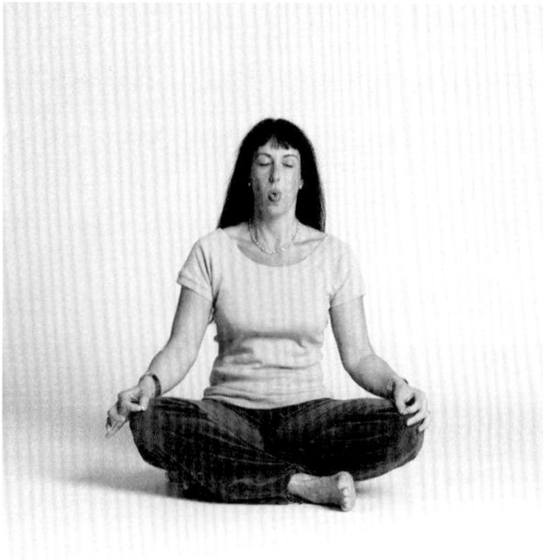

- Sitzen Sie gerade mit angezogenem Kinn, strecken Sie die Zunge heraus und rollen Sie sie an den Seiten auf, als wollten Sie einen Strohhalm formen. Wenn Sie Ihre Zunge nicht rollen können (genetisch bedingt), dann strecken Sie sie heraus und bringen Sie die Oberlippe dicht an die Zunge, sodass ein kleiner Spalt entsteht, durch den Sie mit Kraft einatmen.
- Atmen Sie nun über die Zunge ein und über die Nase aus, in langen und tiefen Atemzügen.

Dauer: Wahlweise **11 Atemzüge** lang oder für **3–11 Minuten.**

Wenn sich nach ein paar Atemzügen auf der Zunge ein bitterer Geschmack bildet, handelt es sich um Giftstoffe, die ausgeschieden werden.

Wenn der Geschmack süß wird, ist das ein Zeichen dafür, dass Sie in einem guten Entgiftungsprozess sind.

Anmerkung: In der Nacht, während man schläft, werden im Mund/auf der Zunge Giftstoffe abgelagert. Schlucken Sie diese möglichst nicht hinunter, sondern schaben Sie sich mit einem Stab/einem nicht scharfkantigen Löffel die Zunge und spülen Sie den Mund gut aus. Bitte nicht bürsten, da Sie so Giftstoffe in die Zunge hineinbürsten können.

„Iss, um zu leben,
lebe nicht, um zu essen."

YOGI BHAJAN

Mudras der Hände

Handmudras sind Hand-und Fingerhaltungen, mit denen man gezielt bestimmte Energiebahnen aktivieren und stimulieren kann.

Gyan Mudra

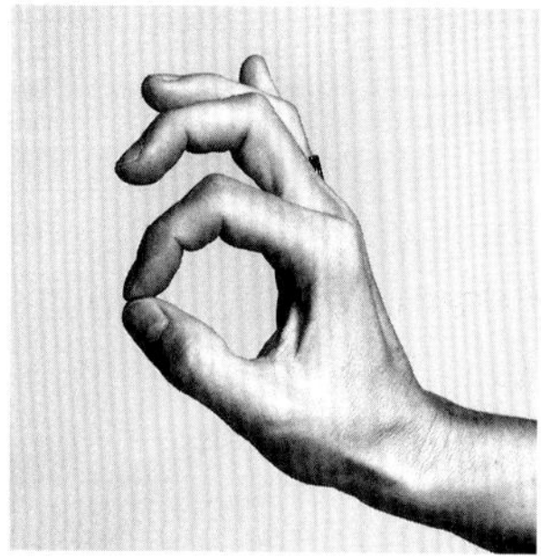

Gyan Mudra ist das im Kundalini Yoga meist angewandte Handmudra.

Zeigefinger-und Daumenspitze berühren sich. Der Daumen steht für das Ego, der Zeigefinger für das Wissen (Jupiterfinger, wird auch der Lehrerfinger genannt).

So schließen Sie einen Kreis, stimulieren Ihre eigene Weisheit und innere Ruhe.

Dieses Mudra können Sie jederzeit unauffällig anwenden, um gut mit sich verbunden zu sein. Es stärkt zum Beispiel vor oder in einer schwierigen Situation Ihre innere Mitte, Ihr Selbstbewusstsein.

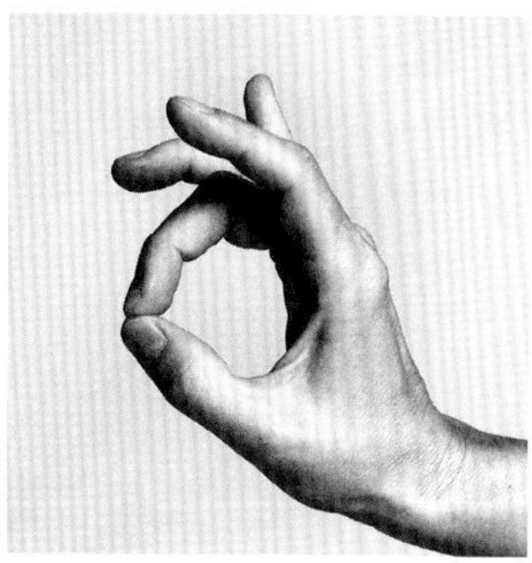

Shuni Mudra

Mittelfinger-und Daumenspitze berühren sich. Dieses Mudra ist dem Planeten Saturn zugehörig und wirkt als Spiegel des Selbst, es lässt uns Erkenntnisse zukommen.

Surya Mudra

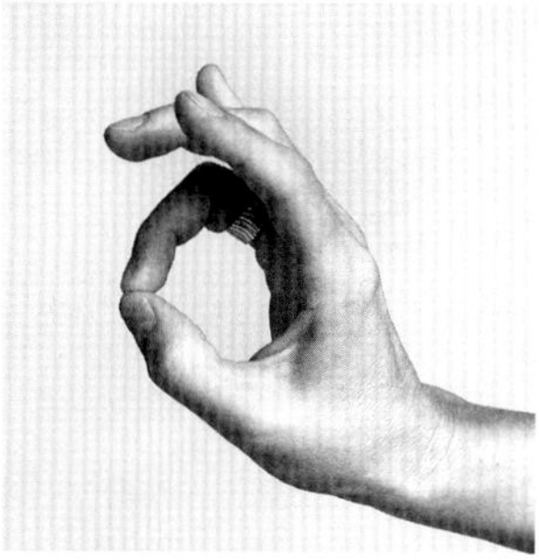

Ringfinger-und Daumenspitze berühren sich. Der Ringfinger ist der Sonne zugeordnet; er steht für Vitalität, Gesundheit und Lebenskraft und natürlich für die Liebe und den zugehörigen Planeten Venus.

Bhudi Mudra

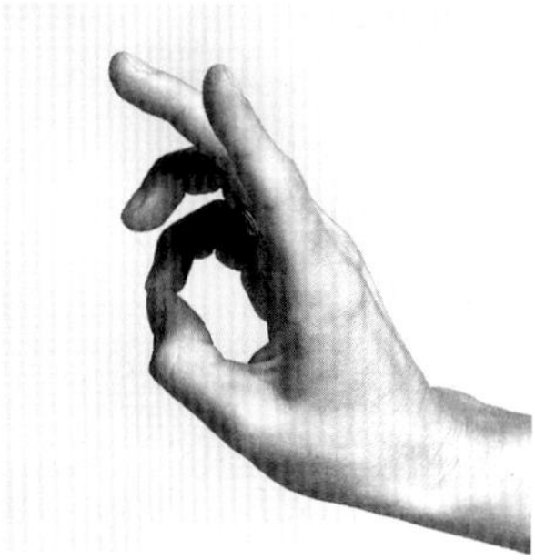

Kleiner Finger und Daumenspitze berühren sich. Der kleine Finger wird dem Planeten Merkur zugeordnet und steht für Kommunikation, Kontakt und Beziehungen, Geld.

„Für deine Gesundheit
solltest du täglich
zwei Dinge tun:
einmal **schwitzen** und
einmal **lachen**."

YOGI BHAJAN

Übungen

Rückenstärkende und -mobilisierende Übungen

Um einen langen Tag durchzustehen, ist es gut, seinen Körper fit und dynamisch zu halten. Dies gilt besonders für die Wirbelsäule, die uns durch das Leben trägt.

So beweglich, wie Ihre Wirbelsäule ist, so beweglich sind Sie in Ihrem Leben.

GOLDEN MILK

Gut für Rücken und Gelenke.

1/8 Teel. Kurkuma
(Gelbwurz) in
1/4 Tasse Wasser 8 Min. kochen.
1 Tasse Milch hinzugeben,
evtl. **1 Essl. Mandelöl**,
und bis zum Siedepunkt erhitzen.
Nach Geschmack mit **Honig** süßen.

Sufi-Kreise

Diese Übung bewirkt eine allgemeine Lockerung der Wirbelsäule und zentriert Ihre eigene Körperkraft.

Technik:

- Setzen Sie sich in die Grundhaltung, die Hände liegen auf den Knien. Lassen Sie den Oberkörper kreisen, wobei Beckenboden und Scheitel eine Mittelachse bilden, um die herum sich die gesamte Wirbelsäule dreht.
- Wenn Sie nach vorn kreisen, strecken Sie die Brust vor und atmen ein. Schieben Sie Ihren Brustkorb zur Seite, dann weiter nach hinten, und machen Sie einen runden Rücken; hierbei atmen Sie aus.
- Nach **1–2 Minuten** wechseln Sie die Kreisrichtung, ohne den Rhythmus Ihres Atems zu verändern.

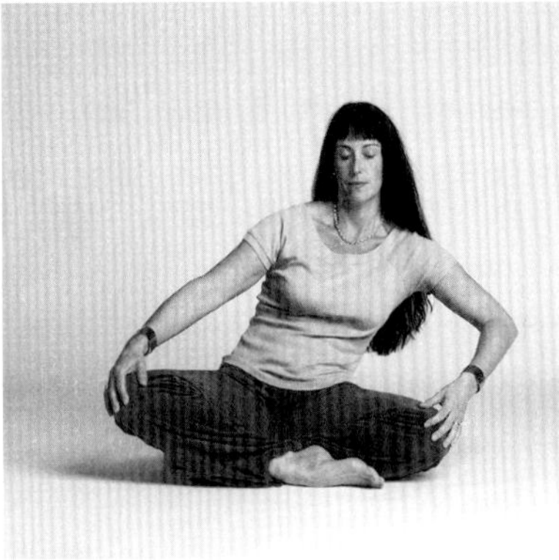

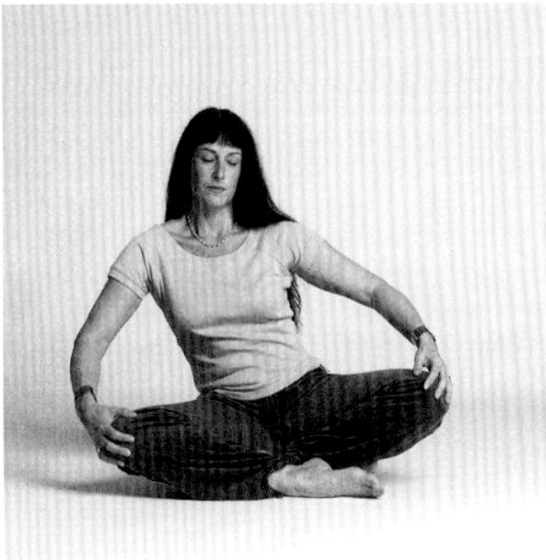

Schluss: Kommen Sie in die Mitte (aufgerichteter, gerader Rücken), atmen Sie tief ein, halten den Atem kurz an und entspannen dann.

Spine flex

Diese Übung, auch „Kamelritt“ genannt, lockert den unteren Teil der Wirbelsäule und leitet Ihre Lebensenergie durch die Wirbelsäule nach oben.

Technik:

- Setzen Sie sich in der Grundhaltung auf den Boden oder auf einen Stuhl. Am Boden sitzend umfassen Sie mit beiden Händen das untere Fußgelenk. Wenn Sie auf einem Stuhl sitzen, legen Sie die Hände entspannt auf die Oberschenkel.
- Schieben Sie nun mit der Einatmung die Wirbelsäule nach vorn, das Brustbein leicht nach oben. Der Kopf bleibt in aufrechter Haltung und wird nicht abgeknickt. Richten Sie den Blick nach vorn oder schließen Sie die Augen.
- Bei der Ausatmung biegen Sie nun die Wirbelsäule nach hinten durch und machen einen runden Rücken.
- Beschäftigen Sie Ihren Geist mit dem Mantra „Sat“ beim Einatmen und „Nam“ beim Ausatmen.

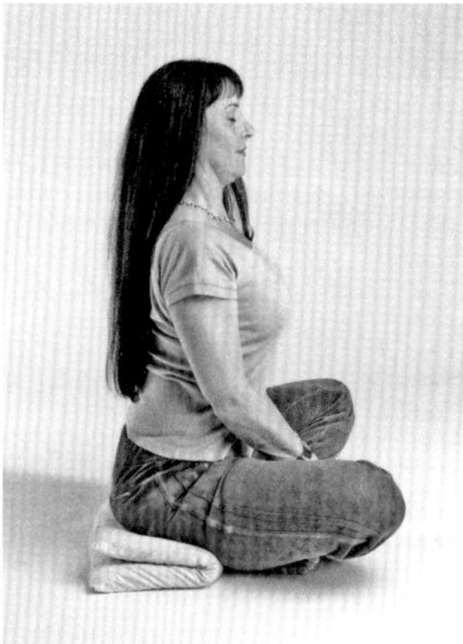

einatmen

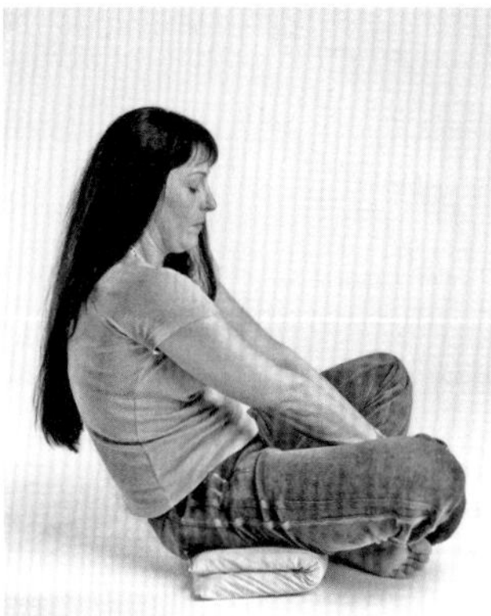

ausatmen

Schluss: Kommen Sie in die Mitte (aufgerichteter, gerader Rücken), atmen tief ein, halten den Atem kurz an und entspannen dann.

Schultertwist

Diese Übung, auch „Side twist“ genannt, lockert die Muskulatur besonders im Bereich der Brustwirbel, kann jedoch auch auf die übrige Wirbelsäule positiv wirken.

Technik:

- Nehmen Sie die Grundposition ein, entweder auf dem Boden oder auf einem Stuhl. Achten Sie auf den geraden Rücken und die Nackenschleuse (Kinn nach hinten-unten anziehen).
- Führen Sie die Hände an die Schultern. Die Daumen fassen nach hinten, die Finger weisen nach vorn auf die Schultern.
- Drehen Sie nun den Oberkörper beim Einatmen so weit wie möglich nach links und beim Ausatmen nach rechts, so weit Sie können. Drehen Sie den Kopf vorsichtig mit, als wollten Sie sich selbst über die Schulter schauen.

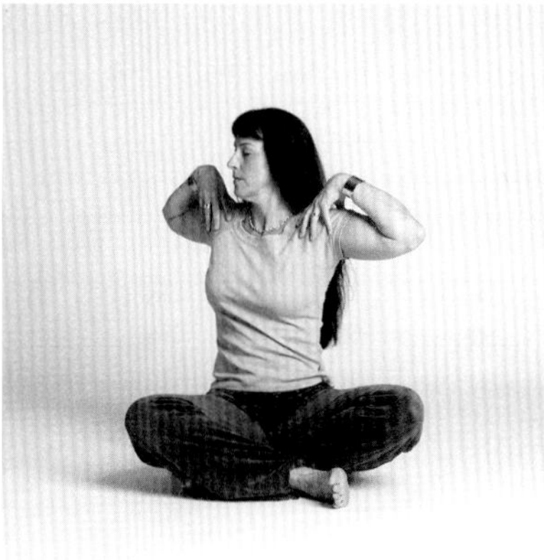

links – einatmen, rechts – ausatmen

- Denken oder hören Sie „Sat“ beim Einatmen, „Nam“ beim Ausatmen. Sie können sich die Wörter auch auf eine Wand geschrieben vorstellen.
- Atmen Sie tief in den Bauch hinein. Das verhindert, dass Ihnen schwindelig wird. Sollten Sie trotzdem leichten Schwindel empfinden, dann drehen Sie sich einfach langsamer.

Schluss: Kommen Sie in die Mitte (aufgerichteter, gerader Rücken), atmen tief ein, halten den Atem kurz an, dann entspannen Sie. Schließen Sie die Augen bzw. halten Sie sie geschlossen, verweilen Sie einen Moment in dieser Haltung und spüren Sie nach.

„Liebe die Realität
des Lebens.“

YOGI BHAJAN

Lebensnervstreckung

Diese Übung streckt den Lebensnerv. Das bedeutet, dass sie Ischiasbeschwerden vorbeugt und die eigene Lebenskraft und -freude aktiviert. Sie dient damit auch der Stressvorbeugung.

Zugleich wird durch diese Positionen der Blasenmeridian gedehnt.

„Tue diese Übung alle vier Stunden, und du wirst den harten Tag überstehen."

YOGI BHAJAN

Technik:

- Sie sitzen auf dem Boden, die Beine sind nach vorn ausgestreckt, die Kniekehlen bleiben die ganze Zeit auf dem Boden. Es ist wichtig, dass Sie sich zu Beginn gut aufrichten und nach oben strecken, um Ihre Bauchorgane nicht zu quetschen.
- Beugen Sie nun den Oberkörper aus der Hüfte heraus so weit nach vorn, wie Sie können (als ob Sie von einem Stuhl aufstehen wollten). Versuchen sie, mit den Händen Ihre Füße zu erreichen, soweit es Ihnen möglich ist. Dabei muss aber der Rücken gerade bleiben, das Kinn leicht angezogen.
- Umfassen Sie nun Ihre Füße oder Waden. Wenn Sie sich nicht so weit vorbeugen können, legen Sie die Hände unter-oder oberhalb der Knie auf, jedoch nicht auf die Knie, da kein Druck auf die Kniegelenke ausgeübt werden soll. Richten Sie sich beim Einatmen auf und strecken Sie die Brust vor. Beim Ausatmen beugen Sie sich mit geradem Rücken nach vorn, sodass Sie in der Hüfte abknicken und das Becken leicht nach vorn geneigt wird.

Wichtig: Wenn es Ihnen schwerfällt, diese Bewegung auszuführen, bemühen Sie sich dennoch, das Becken wenigstens minimal nach vorn zu neigen.

- Konzentrieren Sie sich auf das Mantra „Sat" beim Einatmen und „Nam" beim Ausatmen.

Dauer: 1–3 Minuten.

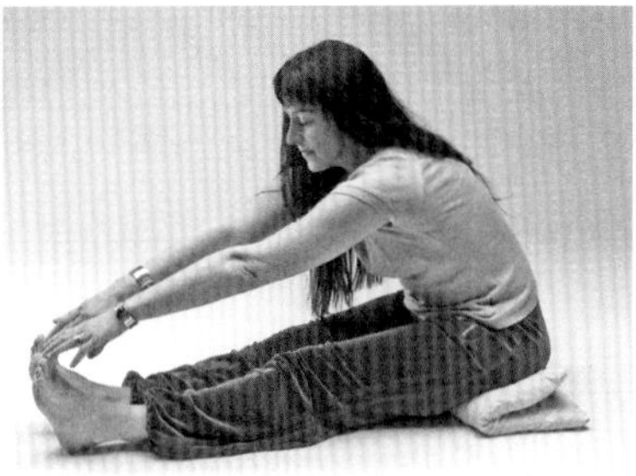

einatmen

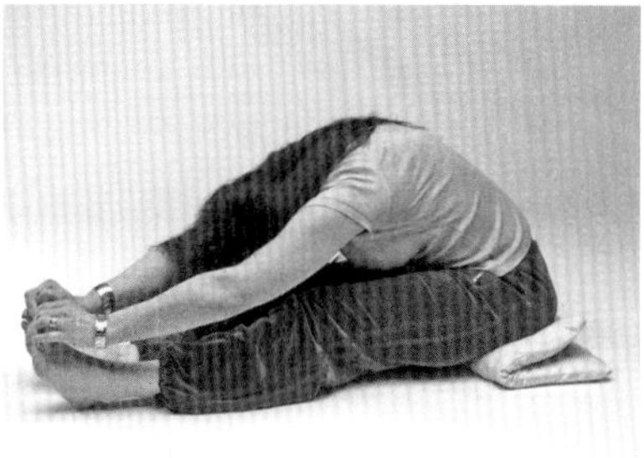

ausatmen

Diese Übung kann auch aufgeteilt werden in jeweils eine Dehnung der rechten und der linken Seite.

- Dazu strecken Sie ein Bein aus und legen die Fußsohle der anderen Seite an die Oberschenkel-Innenseite des gestreckten Beines.
- Beugen Sie sich vor, wie oben beschrieben, und versuchen Sie mit den Händen den jeweils vorgestreckten Fuß zu erreichen, soweit es Ihnen möglich ist. Achten Sie auch hier darauf, den Rücken gerade und das Kinn angezogen zu halten.
- Wechseln Sie nach **1–3 Minuten** die Seiten.

Wichtig: Beide Hände müssen sich dabei auf derselben Höhe befinden, da sich sonst Ihr Rücken verzieht.

Frösche

Diese Übung regt den Kreislauf an, stärkt die Beinmuskulatur, lockert und wärmt den unteren Bereich der Wirbelsäule und streckt den Lebensnerv. Sie dient auch der Vorbeugung bzw. dem Abbau von Stress.

ZUM ANREGEN: INGWER-TEE

Mit diesem Tee können Sie Ihren Kreislauf ganz ohne Koffein in Schwung bringen.
2-3 Scheiben frische Ingwerwurzel in **½ l Wasser** köcheln lassen. **10–20 Minuten.**
Zum Verfeinern können Sie Korianderpulver, Zitronensaft und Honig hinzugeben.
Wenn Sie keinen frischen Ingwer zur Hand haben, können Sie auch Ingwerpulver (aus dem Gewürzregal) mit kochendem Wasser aufbrühen.

Technik:

- Gehen Sie mit gespreizten Knien in die Hocke, verlagern Sie das Gewicht auf die Zehen, die Fersen sind angehoben und berühren sich leicht.
- Stützen Sie sich mit den Fingerspitzen zwischen den Knien auf dem Boden ab. Den Kopf halten Sie dabei aufrecht.

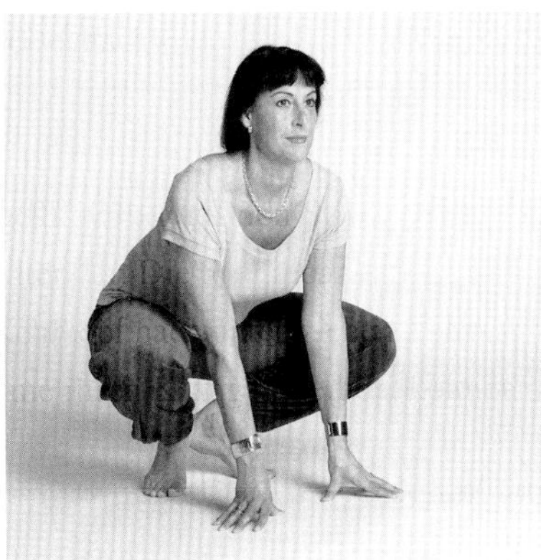

- Atmen Sie ein, strecken Sie dabei die Beine und heben das Gesäß an, während Sie gleichzeitig Oberkörper und Kopf senken. Die Fersen stützen sich gegenseitig, berühren jedoch nicht den Boden. Wenn Ihnen das Probleme bereitet, können Sie die Fersen auch abstützen, z. B. indem Sie ein gerolltes Handtuch unterlegen.
- Kommen Sie mit dem Ausatmen in die Ursprungshaltung zurück.

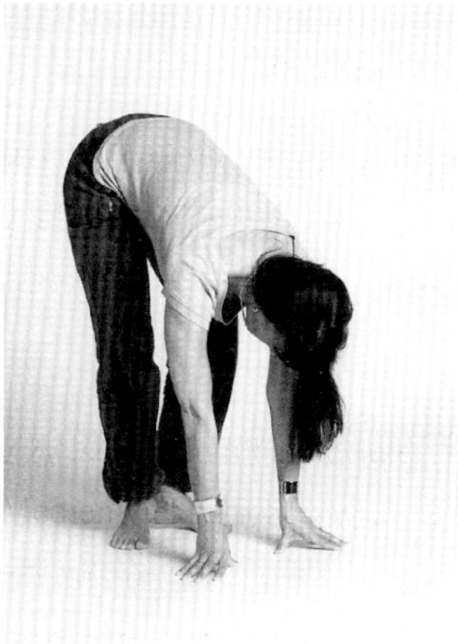

Wiederholen Sie diesen Bewegungsablauf insgesamt **26-mal.**

Schluss: Atmen Sie in der oberen Position ein und entspannen dann kurz.

Wenn Sie Knieprobleme haben, dann gehen Sie mit dem Gesäß nur so weit nach unten, wie es Ihnen möglich ist.

„Wenn ein Mensch
sein eigenes Selbst liebt,
dann ist er auch fähig,
das Selbst anderer Menschen zu lieben."

YOGI BHAJAN

NIMM DIR ZEIT

Nimm dir Zeit zu arbeiten –
das ist der Preis des Erfolgs.

Nimm dir Zeit zu denken –
das ist die Quelle der Macht.

Nimm dir Zeit zu spielen –
das ist das Geheimnis der ewigen Jugend.

Nimm dir Zeit zu lesen –
das ist die Grundlage der Weisheit.

Nimm dir Zeit, freundlich zu sein –
das ist der Weg zum Glück.

Nimm dir Zeit zu träumen –
sie bewegt dein Gefährt zu einem Stern.

Nimm dir Zeit, zu lieben und geliebt zu werden –
das ist das Vorrecht der Götter.

Nimm dir Zeit, dich umzusehen –
der Tag ist zu kurz, um selbstsüchtig zu sein.

Nimm dir Zeit zu lachen –
das ist die Musik der Seele.

ALTE IRISCHE SEGENSWÜNSCHE

Übungen für Oberkörper und Nacken

Sitzen Sie lange am Computer? Oder nehmen Sie aus anderen Gründen einseitige Haltungen ein, bei denen sich der Nacken schon einmal verspannt?

Vielleicht haben Sie auch Zug abbekommen?

Oder Ihnen sitzt etwas „im Nacken“, Sie haben „einen Kloß im Hals“, haben an etwas „schwer zu schlucken“?

Der Hals ist die engste Stelle im Körper, durch ihn gehen die Gedanken und Gefühle hinauf und hinunter. So viele Gefühle und Gedanken begegnen sich in diesem „Engpass“ des Körpers.

Hier ein paar Übungen, die den Hals geschmeidig halten und den Nacken entspannen. Wenn Sie Halswirbelprobleme haben, seien Sie bitte besonders vorsichtig oder halten Sie sich stattdessen an die genannten Ausweich-Übungen.

Schultern lockern

1

- Sitzen Sie gerade, lassen Sie die Arme locker hängen oder legen Sie die Hände in den Schoß.
- Atmen Sie nun tief ein und ziehen Sie die Schultern bis zu den Ohren, halten den Atem an und ziehen die Schultern nach hinten, führen sie dann wieder langsam mit der Ausatmung nach hinten-unten und entspannen Sie.

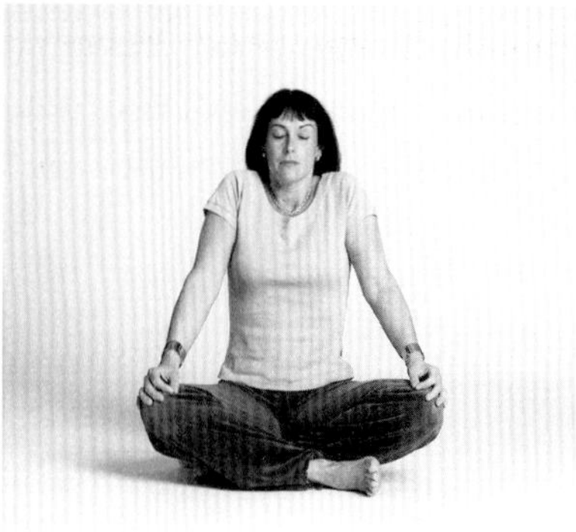

Sie können diese Übung einfach mal zwischendurch ausführen, ruhig auch häufiger.

2

- Sitzen Sie gerade, ziehen Sie die Schultern mit der Einatmung nach vorn hoch und kreisen Sie mit der Ausatmung nach hinten wieder abwärts.

3

- Sitzen Sie gerade, ziehen Sie die Schultern bis zu den Ohren hoch, während Sie einatmen. Mit dem Ausatmen lassen Sie die Schultern locker wieder fallen.

Diese Übung kann langsam ausgeführt werden oder sehr schnell – versuchen Sie, Ihr Tagestempo zu finden.

4

- Sitzen Sie gerade, ziehen Sie die Schultern mit der Einatmung nach vorn, die Schulterblätter gehen dabei weit auseinander.
- Dann atmen Sie aus und ziehen die Schultern ganz weit nach hinten. Die Schulterblätter kommen sich dabei sehr nahe.

Wenn Sie Heißhunger auf Süßes haben, knabbern Sie stattdessen eine Stange Staudensellerie.

Trinkkur zum Lösen von Kalkablagerungen und zur Entgiftung
Diese Trinkkur löst Kalkablagerungen in Gelenken und Gefäßen und hilft, den gesamten Körper zu regenerieren. Der enthaltene Knoblauch führt übrigens zu keinerlei unangenehmem Geruch.

30 geschälte Knoblauchzehen und
5 kleingeschnittene unbehandelte Zitronen im Mixer pürieren, mit
1 Liter Wasser auffüllen.
Bis zum Aufwallen erhitzen (nicht kochen), dann abseihen und in eine Flasche füllen. Im Kühlschrank aufbewahren.

Trinken Sie von diesem Elixier über einen Zeitraum von drei Wochen täglich ein Likörglas, vor oder nach der Hauptmahlzeit. Wiederholen Sie die dreiwöchige Kur nach einer Pause von acht Tagen.

Während der Kur werden Sie spüren können, wie Ihr Körper stark entgiftet.

Achtung: Menschen mit zu niedrigem Blutdruck oder Diabetes sollten diese Kur nicht ohne Rücksprache mit ihrem Arzt durchführen, da Knoblauch blutdrucksenkend wirkt und den Blutzuckerspiegel reduziert.

Nacken lockern

1 Halbkreis

- Sitzen Sie gerade, lassen Sie den Kopf langsam nach vorn sinken.
- Drehen Sie den Kopf von der Mitte aus ganz langsam nach links und atmen dabei ein.
- Dann drehen Sie den Kopf langsam nach rechts und atmen dabei aus.

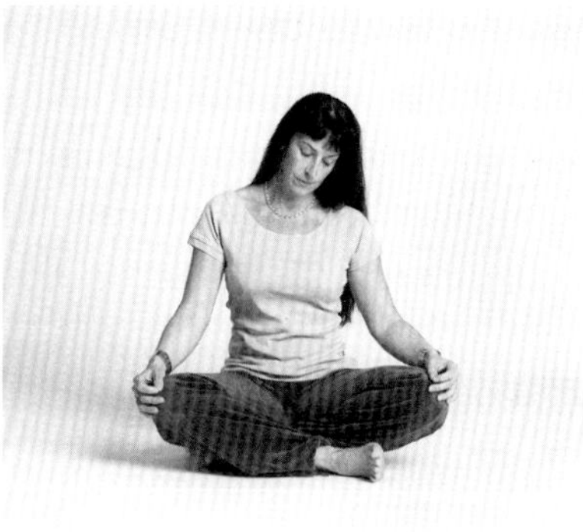

Führen Sie diese und die folgende Übung bitte **langsam und vorsichtig** aus. Ein leichtes Knirschen ist normal, da sich beim langsamen Drehen Ablagerungen an den Gelenken lösen können (vgl. hierzu die Empfehlung im Kasten links). Achten Sie aber unbedingt darauf, dass keine Schmerzen auftreten.

Sie können auch den Kopf weniger tief nach vorn sinken lassen – dadurch wird der Nacken weniger belastet.

2 Voller Kreis

- Beginnen Sie den Kopf in kleinen Kreisen zu drehen. Wenn Sie den Kopf nach hinten neigen, atmen Sie ein, wenn Sie den Kopf nach vorn neigen, atmen Sie aus.
- Führen Sie die Bewegung **langsam** aus, so können sich kleinste Muskulaturen besser entspannen.
- Lassen Sie die Kreise allmählich größer werden, jedoch nur so groß, dass Sie die Bewegung noch als angenehm empfinden.

Dies ist die Variante, die von der modernen Medizin befürwortet wird.

Traditionell wird diese Übung folgendermaßen unterrichtet:

- Sitzen Sie gerade, lassen Sie Ihren Kopf mit der Einatmung auf die Brust sinken.
- Drehen Sie den Kopf bei der Ausatmung auf die rechte Schulter, dann mit der Einatmung weiter nach hinten. Führen Sie ihn über die linke Schulter wieder nach vorn zur Brust und atmen dabei aus.
- Lassen Sie den Kopf ein paarmal in einer Richtung kreisen. Ändern Sie die Richtung, wenn Sie einatmen und der Kopf hinten ist, und kreisen Sie nun ein paarmal andersherum.

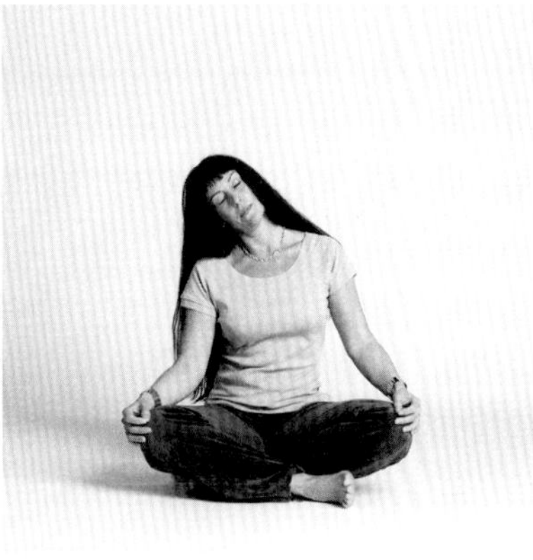

Wichtig: Die Übung darf keinesfalls schmerzhaft sein. Ein leichtes Knirschen kann auftreten, da sich Mikroablagerungen lösen (vgl. hierzu die Empfehlung auf S. 60). Eine Drehung sollte wenigstens **10 Sekunden** dauern. Je langsamer Sie das Kreisen ausführen, umso besser können sich die kleinsten Muskeln in Ihrem Nacken durch den Wechsel von Anspannung und Dehnung entspannen. Wenn Sie auf ärztlichen Rat hin den Kopf nicht drehen dürfen, führen Sie nur halbe Kreise aus und halten Sie diese möglichst klein.

Trinken nicht vergessen!
Jede Stunde sollten Sie mindestens ein Glas Wasser trinken.

„Das Einzige,
was dich verletzen kann,
ist dein eigenes Ego."

YOGI BHAJAN

Kurze Entspannung des Oberkörpers

- Sitzen Sie stabil und gerade und lassen Sie den Kopf langsam sinken.
- Die Schultern folgen dem Kopf, der Oberkörper sinkt immer tiefer.
- Führen Sie in dieser Haltung den langen, tiefen Atem durch. Bei jeder Ausatmung stellen Sie sich vor, immer schwerer und entspannter zu werden. Bleiben Sie ein paar Minuten in dieser Haltung und genießen Sie die beruhigende Wirkung.
- Sie können auch eine Technik aus dem Sat Nam Rasayan® zur Hilfe nehmen, welche weiter unten erläutert wird (s. S. 124).

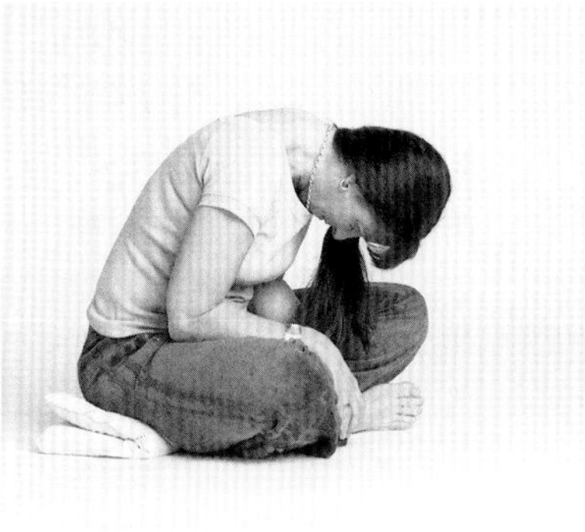

Schluss: Atmen Sie in dieser Haltung dreimal tief ein und aus. Beim dritten Ausatmen kommen Sie langsam, Wirbel für Wirbel, wieder in die aufrechte Haltung. Nehmen Sie dann einen kräftigen, tiefen Atemzug.

YOGISCHE ZEITRÄUME

Tägliche Wiederholungen über einen bestimmten Zeitraum haben besondere Wirkungen. Dies gilt für Mantren, Übungen, Affirmationen und anderes.

40 Tage – wandeln eine alte Gewohnheit in eine neue.
90 Tage – bestätigen die neue Gewohnheit.
120 Tage – lassen sie zur zweiten Natur werden.
1 000 Tage – stellen sicher, dass die neue Gewohnheit verinnerlicht ist.

Auch die Dauer ist natürlich für die Wirkung entscheidend. Folgende Zeiten spielen hierbei eine besondere Rolle:

3 Minuten – sind das Minimum, wenn Sie wenig Zeit haben, jedoch nicht aussetzen wollen.
7 Minuten – Zwischen der 3. und der 7. Minute fällt es oft schwer, eine Übung durchzuhalten. In dieser Phase sollten Sie jedoch möglichst nicht unterbrechen, sondern über die 7 Minuten hinweg durchhalten. Der Körper schüttet dabei zunehmend Endorphine aus, und das allgemeine Durchhaltevermögen wird gestärkt.
11 Minuten – Die Übung beginnt auf den gesamten Organismus zu wirken.

Auf längere Zeiträume gehe ich an dieser Stelle nicht näher ein -auch eine Dauer **von 22, 31, 62 Minuten** usw. bewirkt jeweils einen besonderen Effekt.

Einzel-Übungen und Meditationen gegen Stress und vieles mehr

Die Übungen, die ich Ihnen im Folgenden vorstelle, können Sie in den unterschiedlichsten Situationen anwenden:

- am Schreibtisch zu Hause,
- in der Konferenz,
- in einer Prüfungssituation,
- an der Bushaltestelle,
- bei Liebeskummer,
- bei Schlafschwierigkeiten
- oder, oder, oder …

Übung für das Selbstvertrauen

Diese kleine Übung hilft, zur eigenen Stärke zurückzufinden, wenn man dazu neigt, sich zu sehr von der Anerkennung anderer Menschen abhängig zu machen. Sie können sie jederzeit anwenden, um sich für die Begegnung mit anderen zu wappnen.

Technik:

- Drücken Sie mit beiden Daumen auf den Ballen unterhalb des jeweiligen kleinen Fingers und schließen Sie die Faust um den Daumen.
- Sagen Sie zu sich selbst: „Ich bin gesund, ich bin glücklich, ich bin toll." Wenn Sie möchten, können Sie das beliebig oft wiederholen.

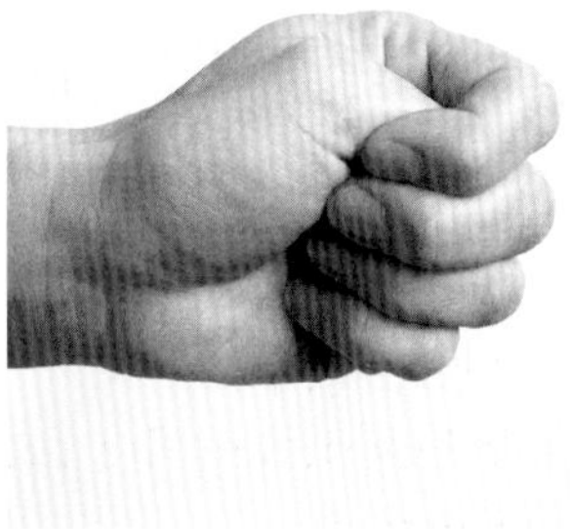

Stress-Killer

Dies ist eine einfache Yoga-Übung, die Ihnen hilft, Stress und Anspannung abzubauen.

Technik:

- Sitzen Sie aufrecht in der Grundhaltung, entweder auf dem Boden oder auf einem Stuhl.
- Winkeln Sie die Ellenbogen an und strecken Sie die Unterarme mit geöffneten Händen waagerecht nach vorn.
- Beim Ausatmen heben Sie schwungvoll die Arme, als wollten Sie eine unsichtbare Last hinter sich werfen.
- Beim Einatmen bringen Sie die Arme wieder nach vorn in die Ausgangsposition.
- Wiederholen Sie diesen Bewegungsablauf kraftvoll und mit Schwung.

Dauer: 3 Minuten.

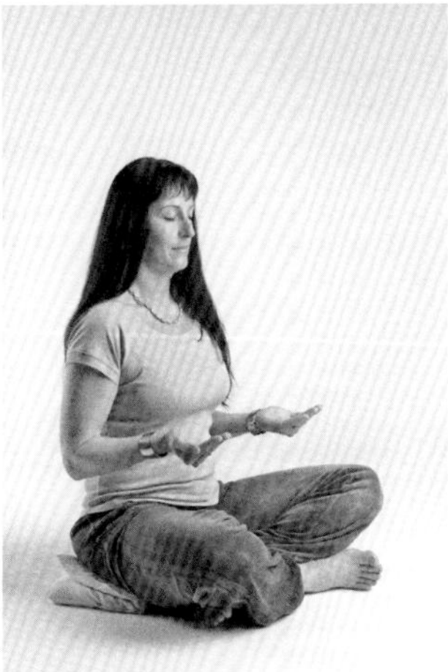

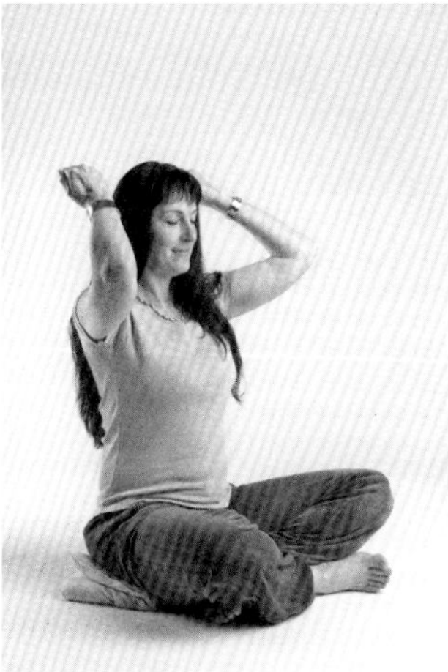

Anti-Stress-Position

Sind Sie total gestresst? Sind Sie wütend und verärgert? Steht Ihnen das Wasser bis zum Hals?

Dann probieren Sie einmal die rasche Wirkung dieser Übung aus.

Technik:

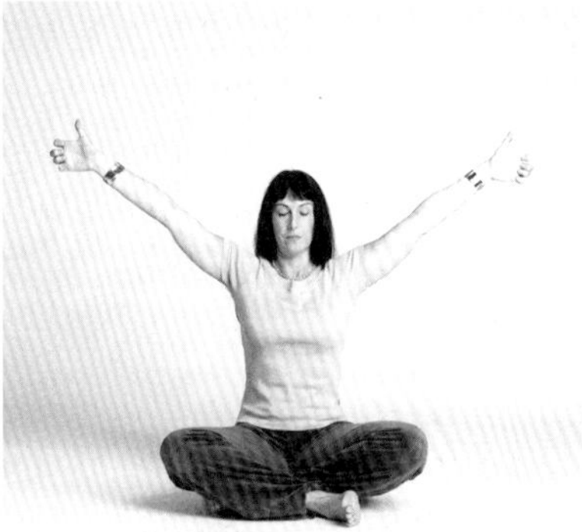

- Setzen Sie sich in die Grundhaltung, wahlweise auf den Boden oder auf einen Stuhl. Der Rücken ist gerade, das Kinn leicht nach unten-hinten gezogen.
- Strecken Sie die Arme seitlich in einem Winkel von ca. 60° nach oben. Machen Sie kleine Fäuste, d. h. Ihre Finger sind nur so weit angewinkelt, dass die Fingerkuppen auf Höhe der Fingergrundgelenke anliegen, wobei die Daumen nach oben gestreckt sind.
- Ziehen Sie die Arme ein wenig nach hinten, sodass ein Zug auf dem Brustbein entsteht. Die Schulterblätter werden dabei zusammengedrückt.
- Atmen Sie tief ein und führen Sie den Feueratem (s. S. 36f.) durch.

Dauer: 1–3 Minuten.

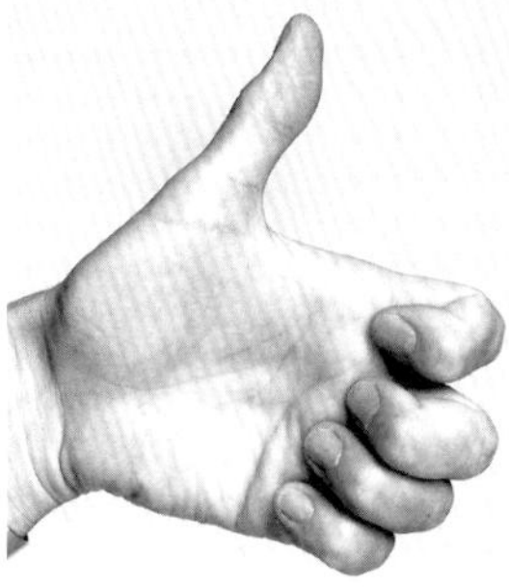

Fußsohlenkontakt

Fühlen Sie sich ausgelaugt, nicht ganz da, irgendwie ausgepowert? Die Füße sind kalt und die Atmung ist flach? Dann kann die folgende kleine Übung hilfreich sein.

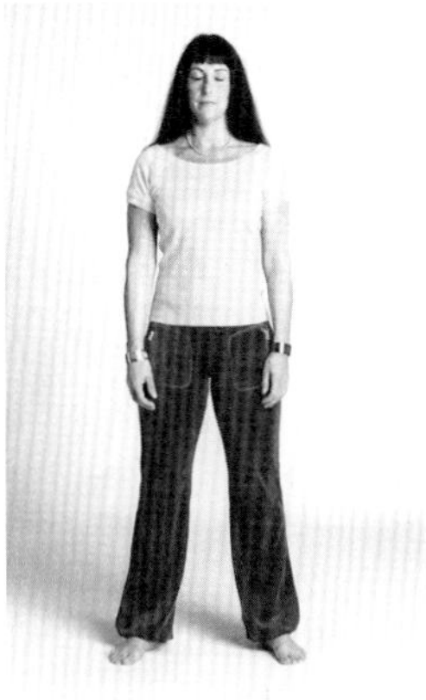

Technik:

- Stampfen Sie ganz kräftig mit den Füßen auf den Boden, werden Sie dabei immer schneller und schneller.
- Stoppen Sie die Bewegung und atmen Sie tief ein, halten Sie den Atem kurz an.
- Entspannen Sie sich … Na, schon besser?

Das hilft auch sehr gut bei Kindern, die sich heiß reden oder schreien.

> Unsere Füße tragen uns durchs Leben, sie sind eine unserer Grundlagen und stellen die Verbindung für unsere Erdung her.
>
> Leider verlieren wir gerade in aufregenden Situationen, zum Beispiel in einem Vorstellungsgespräch oder in einer Prüfung, oft den Kontakt zu unseren Füßen.
>
> - Spüren Sie einmal in Ihre Füße hinein, bewegen Sie Ihre Zehen und fühlen Sie mit der ganzen Fußsohle den Boden, seine Festigkeit und Stabilität.
> - Stellen Sie sich vor, dass Sie über die Fußsohlen ein-und über den Scheitel ausatmen.
> - Empfinden Sie bewusst, wie sich sogleich der Atem vertieft und entspannter reguliert, wie der Kopf entlastet wird, sodass Sie nicht mehr so schnell den Faden verlieren.

„Es gehört viel mehr Mut dazu,
tolerant zu sein, als dazu,
jemanden anzugreifen.“

YOGI BHAJAN

Geh-Meditation „Sa Ta Na Ma"

Weiter vorn in diesem Buch haben Sie bereits verschiedene Atemtechniken und deren unterschiedliche Wirkungen kennengelernt. Hier stelle ich Ihnen nun eine Atem-Geh-Meditation vor, die Sie auch im Alltag leicht zwischendurch ausführen können, wenn Sie eine Strecke zu Fuß gehen und die Hände frei haben.

Es handelt sich um eine Technik, in der der Rhythmus des Gehens mit dem der bewussten Atmung synchronisiert wird, verbunden mit dem Mantra „Sa Ta Na Ma" („Geburt, Leben, Tod, Wiedergeburt").

Sie werden recht bald die Wirkung dieser Übung spüren – sie zentriert ungemein, macht in kurzer Zeit den Kopf frei und versorgt den Körper schnell mit Sauerstoff und Lebenskraft.

Ich persönlich nutze diese tolle Technik, wenn ich spazieren gehe, durch die Stadt laufe und neue Kraft brauche, vor Prüfungen, Vorstellungsgesprächen, großen Reisen oder einfach nur so.

Eine umfangreichere Technik, die ebenfalls auf der Kombination von Gehen und Mantra mit bewusster Atmung beruht, ist das so genannte Breathwalk®. Hierauf näher einzugehen, würde den Rahmen dieses Buches sprengen. Informationen zu dieser Technik und zu Kursangeboten in Ihrer Nähe finden Sie z. B. unter www.breathwalk.de.

Technik:

- Gehen Sie in normalem Tempo. Halten Sie den Rücken gerade, den Kopf aufrecht und das Kinn leicht angezogen.
- Atmen Sie zu den ersten vier Schritten über die Nase in vier gleichen Abschnitten ein, so, als ob Sie bei jedem Schritt leicht die Nase hochziehen. Zu den nächsten vier Schritten atmen Sie ebenso in vier Abschnitten durch die Nase wieder aus.

- Atmen Sie dabei nicht oberflächlich in die Brust, sondern tief. Das erreichen Sie am besten, indem Sie bei jedem Atemabschnitt den Bauchnabel leicht anziehen (zur tiefen Atmung s. Kasten unten).
- Bei jedem Schritt und Atemabschnitt denken oder sprechen Sie eine Silbe des Mantras „Sa Ta Na Ma".
- Bewegen Sie dabei die Fingerspitzen beider Hände folgendermaßen im Rhythmus Ihrer Schritte und Ihrer Atmung zueinander:

TIEFE ATMUNG IN VIER ABSCHNITTEN

Atmen Sie vollständig aus. Ziehen Sie dabei den Bauch an.

Atmen Sie nun in vier Teilen wie folgt ein:

1. Der untere Bauch wölbt sich nach außen.
2. Der obere Bauch füllt sich mit Luft und wölbt sich nach außen.
3. Der Brustkorb dehnt sich aus.
4. Die Lungenspitzen füllen sich mit Luft, der obere Brustkorb und die Schlüsselbeine heben sich.

In den gleichen Abschnitten atmen Sie in umgekehrter Reihenfolge wieder aus.

Einatmungs-abschnitt	Fingerkombination	Mantra	
Erster Teil	Die Spitzen von Daumen und **Zeigefinger** berühren sich.	Sa	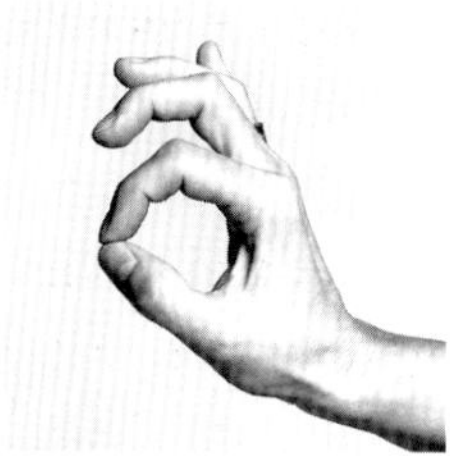
Zweiter Teil	Die Spitzen von Daumen und **Mittelfinger** berühren sich.	Ta	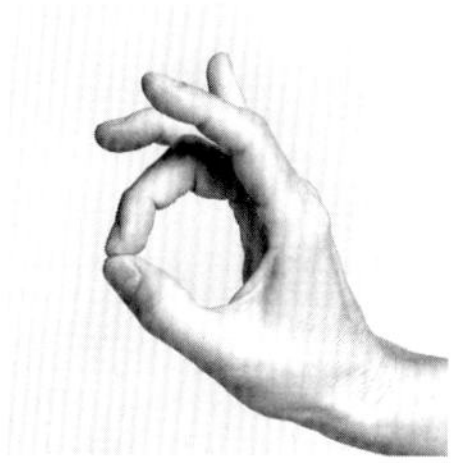
Dritter Teil	Die Spitzen von Daumen und **Ringfinger** berühren sich.	Na	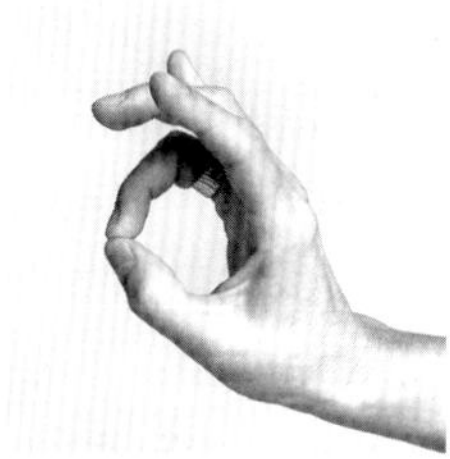
Vierter Teil	Die Spitzen von Daumen und **kleinem Finger** berühren sich.	Ma	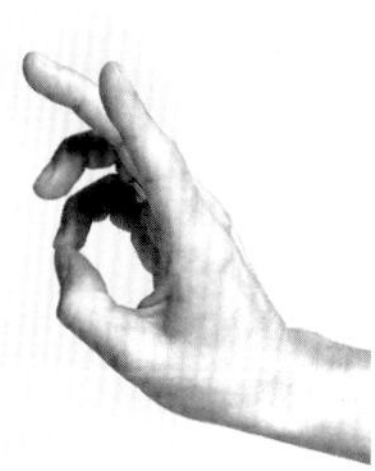

Der Bogenschütze

Sie stehen vor einer Herausforderung, die Ihren Mut, Ihre Kraft und Ihr Durchhaltevermögen fordert? Dann kann diese Position Ihnen helfen, Ihre Energien zu mobilisieren und Ihre Nerven zu stärken.

Sie imaginieren dabei das, was Sie sich wünschen oder vorgenommen haben, und richten Ihre ganze Konzentration darauf, es zu erreichen.

Die Bogenschützen-Position stärkt auch den Energiekreislauf.

Technik:

- Stellen Sie sich aufrecht hin, die Füße einen Schritt weit auseinander. Der linke Fuß ist zur Seite gerichtet, der rechte nach vorn.
- Strecken Sie den linken Arm waagerecht zur Seite. Die Hand ist zur Faust geballt, als hielten Sie einen Bogen, der Daumen hochgestreckt. Wenden Sie den Kopf und richten Sie den Blick auf Ihre Daumenspitze.
- Das Becken bleibt die ganze Zeit über nach vorn gerichtet und bildet eine Linie mit dem vorderen Fuß.
- Ballen Sie die rechte Hand ebenso zur Faust, den Daumen gestreckt, und spannen Sie die Sehne des imaginären Bogens. Halten Sie das dadurch entstehende Spannungsgefühl auf der Brust immer aufrecht. Beide Arme sind nun waagerecht, Arme und Handgelenke bilden eine gerade Linie.

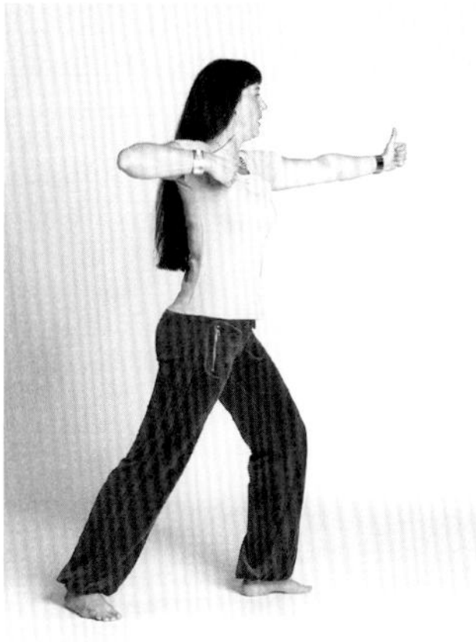

- Beugen Sie das linke Knie und verlagern Sie Ihr Gewicht auf das linke Bein, wobei der Oberkörper aufrecht bleibt.
- Halten Sie diese Position und führen Sie den langen, tiefen Atem oder den Feueratem durch.

Dauer: 1–5 Minuten.

Schluss: Atmen Sie tief ein, spannen Sie die Muskulatur des unteren Beckenbodens an (Wurzelschleuse, s. S. 18), halten Sie den Atem, solange Sie mögen. Dann atmen Sie aus und entspannen den Beckenboden.

Anschließend aufrichten und entspannen.

Wechseln Sie nun die Beine und wiederholen Sie die Übung spiegelverkehrt.

Wenn Sie die Wirkung der gesamten Übung verstärken wollen, beugen Sie das Knie tiefer.

„Nicht auf das Leben kommt
es an, sondern auf den Mut,
mit dem du es lebst."

YOGI BHAJAN

Kraft-Meditation

Brauchen Sie manchmal einen Kraftschub, der Ihnen in fünf Minuten den Energiehaushalt wieder auftankt?

Dann probieren Sie doch einmal diese Meditation. Halten Sie sich bitte exakt an die Angaben – reduzieren Sie die Zeiten eher, als dass Sie sie verlängern.

Technik:

- Sitzen Sie gerade, das Kinn leicht nach hinten-unten angezogen.
- Die Handflächen berühren sich mit leichtem Druck in der Gebetshaltung vor der Brust.
- Atmen Sie in vier gleich langen Teilen ein und verbinden Sie jeden Atemabschnitt mit dem Mantra.

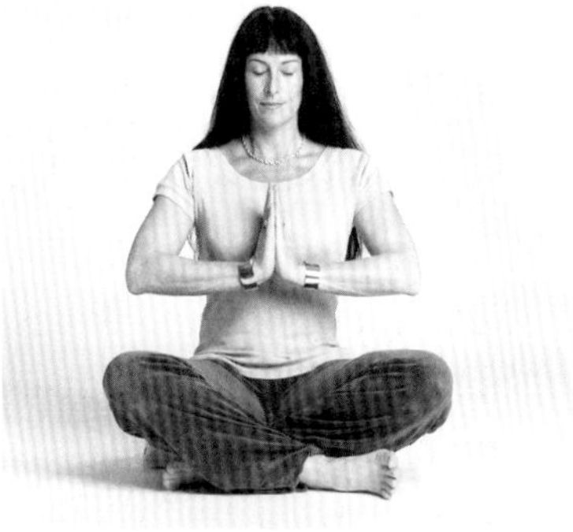

Sa	Ta	Na	Ma
Geburt	Leben	Tod	Wiedergeburt

Mit diesem Mantra atmen Sie auch wieder in vier Teilen aus.

Dauer: 3 Minuten.

Schluss: Atmen Sie tief ein und halten den Atem für **mindestens 15 Sekunden** an. Pressen Sie dabei sehr kräftig die Handflächen aneinander. Wiederholen Sie dies noch zwei weitere Male.

Anschließend **ruhen** Sie mindestens noch **2 Minuten** nach, im Sitzen oder im Liegen, wie es Ihnen gerade möglich ist.

Morgen-Übung

Diese kleine Übung hilft Ihnen, frisch, entspannt und kraftvoll in den Tag zu starten.

> **Tipp:**
> Um den Tag munterer zu beginnen, können Sie auch morgens im Bett die fünf **Aufwachschritte aus der Tiefenentspannung** (s. S. 121f.) durchgehen.

Technik:

- Setzen Sie sich in der Grundhaltung auf den Boden oder auf einen Stuhl. Der Rücken ist gerade, das Kinn angezogen.
- Heben Sie nun die Hände vor die Brust und haken sie ineinander. Die Unterarme sind dabei waagerecht.
- Schließen Sie die Augen und fixieren Sie den Punkt zwischen Ihren Augenbrauen.
- Atmen Sie ein und drehen Sie dabei den Oberkörper nach links. Beim Ausatmen drehen Sie den Oberkörper nach rechts.

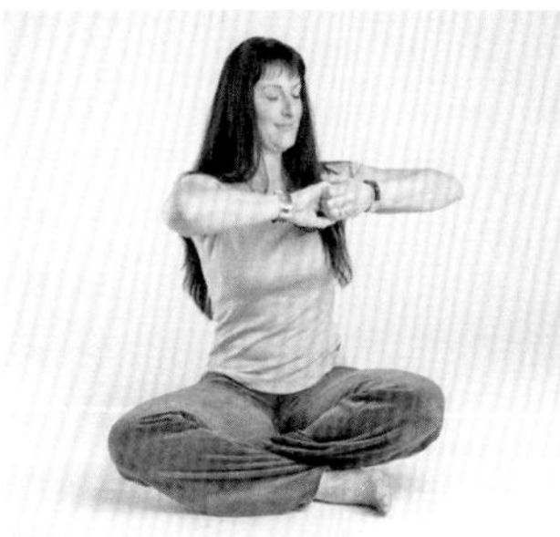 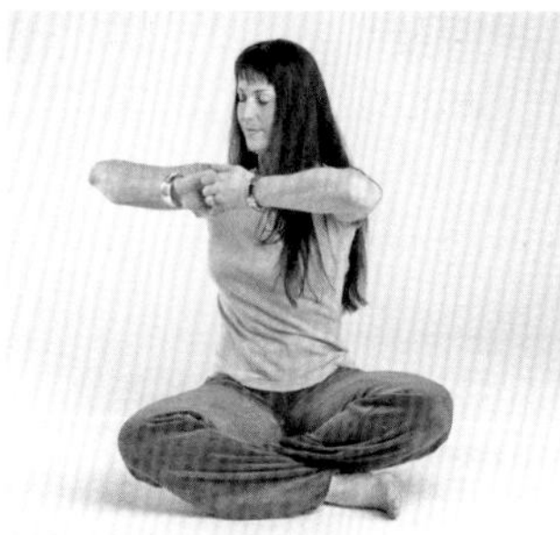

Dauer: 1–3 Minuten.

Schluss: Entspannen Sie sich kurz, fixieren Sie dabei noch einmal bewusst den Punkt zwischen Ihren Augenbrauen.

Meditation zur Erneuerung der Energie

Auch diese Meditation wirkt auf den Energiehaushalt. Sie baut auf, erneuert die Energie, wirkt Depressionen entgegen und hilft Ihnen, Ihr Leben zu meistern.

Technik:

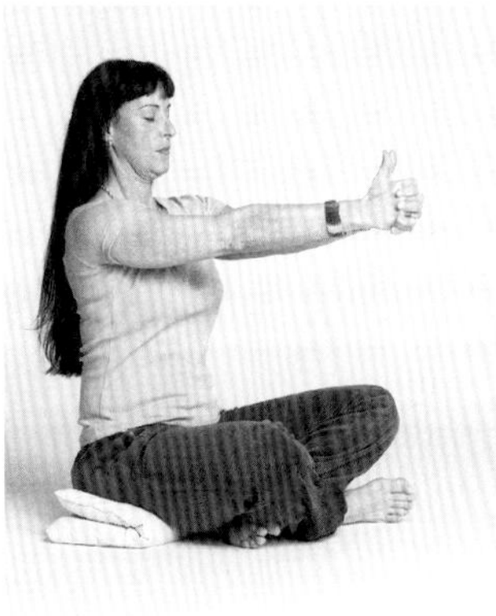

- Sitzen Sie gerade, das Kinn leicht nach hinten-unten gezogen.
- Strecken Sie die Arme waagerecht nach vorn.
- Die rechte Hand ist zur Faust geballt, wobei der Daumen gerade nach oben gestreckt wird. Die Linke umschließt die Rechte, und der Daumen weist ebenfalls nach oben, sodass sich beide berühren. Der Blick ist auf die Daumen gerichtet.
- Atmung: abwechselnd 5 Sekunden einatmen, 5 Sekunden ausatmen und nach dem Ausatmen für 15 Sekunden die Atmung anhalten (mit genügend Übung können Sie diese Zeiten steigern, bis ein Atemzyklus eine volle Minute dauert. Das Verhältnis bleibt jedoch erhalten: Ein-und Ausatmen dauern gleich lang, das Anhalten der Atmung dreimal so lange).

Dauer: 3–5 Minuten.

Meditation zur Erlangung außerordentlicher Kraft

Dies ist eine weitere Meditation, die Ihnen hilft, zu Ihrer Kraft zu finden. Indem Sie Kontrolle über Ihre Atmung üben, lernen Sie zugleich Ihren Geist zu kontrollieren. Der Druck auf Ring- und kleinen Finger sorgt für inneren Ausgleich. Wenn Sie in den ersten 3–5 Minuten Reizbarkeit empfinden, halten Sie durch – danach tritt eine tiefe Entspannung ein.

Technik:

- Sitzen Sie aufrecht in der Grundhaltung. Die Arme hängen locker hinunter.
- Winkeln Sie die Ellenbogen an. Die gespreizten Finger formen in der Höhe des Kehlkopfes ein Dach, wobei sich die Daumen nicht berühren, die Spitzen von Zeige- und Mittelfingern mit leichtem Druck aneinanderliegen und die Spitzen von Ring- und kleinen Fingern fest gegeneinander gepresst werden. Die Augen sind geschlossen.

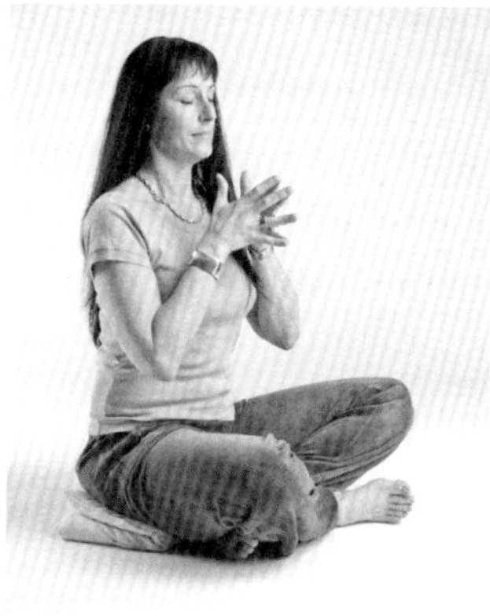

- Die Atmung ist sehr langsam, lang und tief. Konzentrieren Sie sich auf den Atem und den Druck an den Fingerspitzen.

Dauer: 3–8 Minuten.

Schluss: Atmen Sie tief ein, strecken Sie die Arme senkrecht nach oben. Halten Sie den Atem kurz an und strecken Sie sich, so hoch Sie können. Anschließend vollständig ausatmen und die Arme entspannen.

Meditation für starke Nerven

Diese Meditation stärkt Ihre Nerven, beruhigt den Geist und fördert Ihre Ausgeglichenheit.

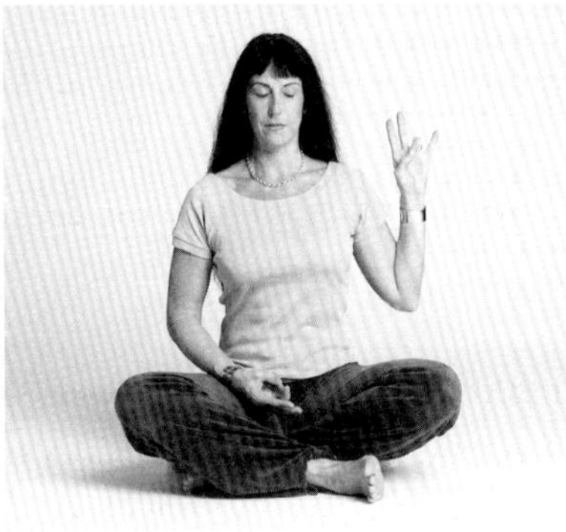

Technik:

- Setzen Sie sich gerade hin, heben Sie die linke Hand auf Ohrhöhe an.

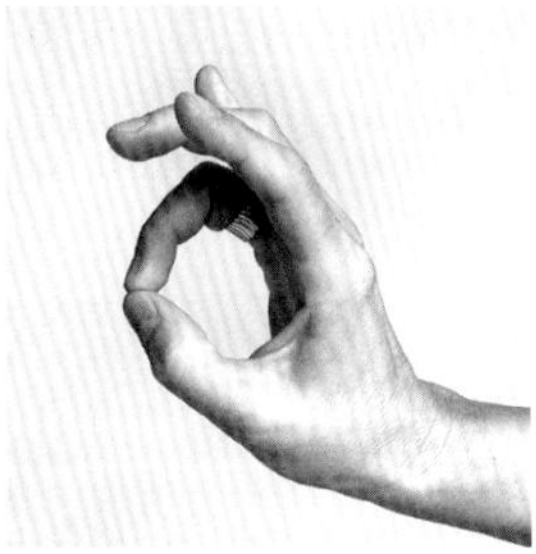

- Daumen-und Ringfingerspitze der linken Hand berühren sich (Surya Mudra – steht für die Sonnenenergie, Vitalität und Lebenskraft). Die Handinnenfläche zeigt nach vorn.

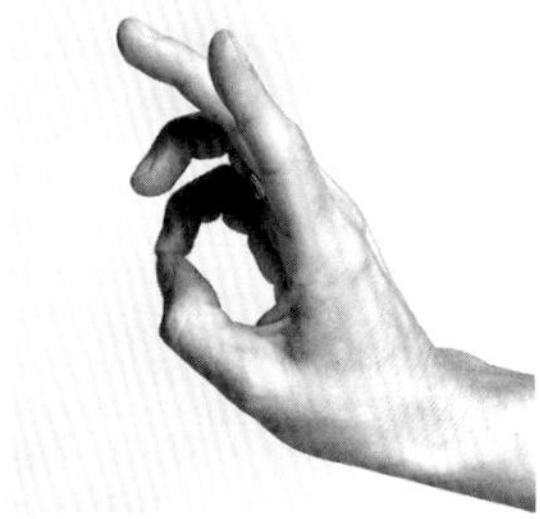

- Die rechte Hand liegt im Schoß, die Spitzen von Daumen und kleinem Finger berühren sich (Bhudi Mudra – steht für den Planeten Merkur, für Kommunikation, Kontakte, Beziehungen, s. S. 45).

- Die Augen sind nur zu einem Zehntel geöffnet.
- Atmen Sie nun lang und tief, aber nicht kräftig, sondern leicht.

Wichtig: Bei Männern ist die Handhaltung umgekehrt: Ringfinger- und Daumenspitze der rechten Hand berühren sich auf der Höhe des Ohres, während sich die Spitzen von kleinem Finger und Daumen der linken Hand berühren und die Hand im Schoß liegt.

Dauer: Beginnen Sie mit **3 Minuten** und steigern Sie auf **11** oder auf **31 Minuten.**

Schluss: Am Ende der Meditation atmen Sie tief ein, heben die geöffneten, lockeren Hände über den Kopf, schütteln sie kräftig aus und über diese Bewegung auch den ganzen Körper gut durch.

Dabei atmen Sie tief ein, halten den Atem an, solange Sie können, und lassen die Luft dann mit einem Stoß wieder heraus. Wiederholen Sie dies insgesamt dreimal.

„Meine Seele ist
mein bester Freund."

YOGI BHAJAN

Sat Kriya

Diese Übung zentriert ungemein. Sie stärkt Ihre Führungskräfte, Ihre Konfliktfähigkeit, Ihr Selbstvertrauen, macht Sie kraftvoll, ausdrucksstark und begeisterungsfähig.

Technik:

- Setzen Sie sich im Fersensitz auf den Boden. Sie können stattdessen auch auf einem Stuhl sitzen. Ihre Hände sind gefaltet, nur die Zeigefinger sind nach oben gestreckt, die Innenflächen berühren einander. Bei Männern liegt der rechte Daumen über dem linken, bei Frauen umgekehrt.
- Heben Sie nun die Arme über den Kopf, strecken Sie sie ganz durch.
- Sagen Sie laut „Sat" (das „S" ist stimmlos) und ziehen dabei den Nabelpunkt (Bauchnabel) schnell und stark ein in Richtung Wirbelsäule. Dann sagen Sie deutlich leiser „Nam" und entspannen dabei den Nabelpunkt. Das „Sat" wird deutlich und schnell mit der Kraft aus dem Bauch herausgefeuert, während das „Nam" entspannter und weicher gesagt wird.

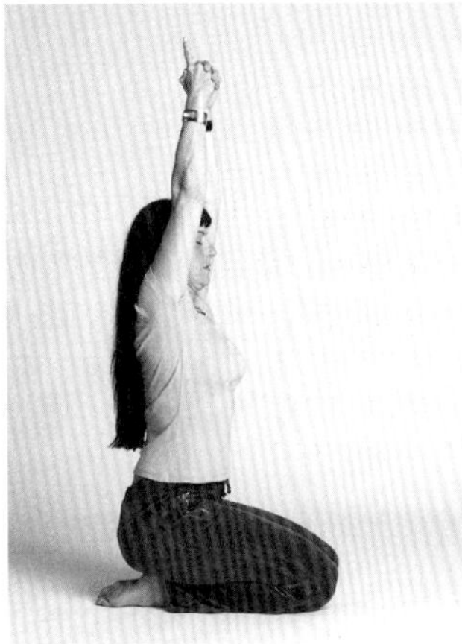

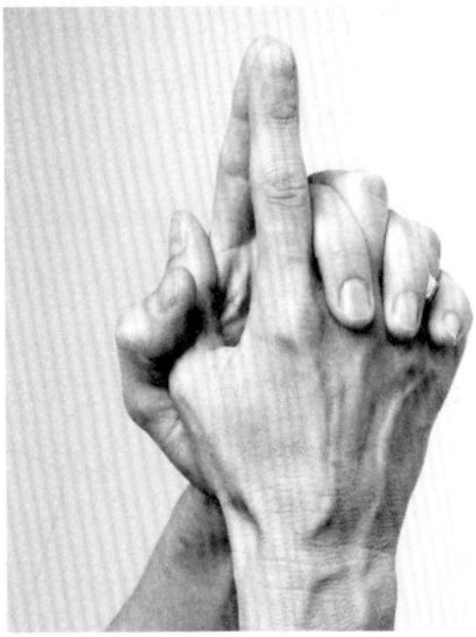

Konzentrieren Sie sich bei **„Sat"** darauf, die Energie vom unteren Beckenboden hoch in den Kopf zu ziehen, und bei **„Nam"** darauf, die Kraft durch die Schädeldecke herauszulassen

- Richten Sie Ihre Augen auf das Dritte Auge (zwischen den Augenbrauen).
- Versuchen Sie bitte nicht, Ihren Atem bewusst zu steuern; er reguliert sich von selbst.
- Achten Sie darauf, nicht im Rücken einzuknicken.

Dauer: 1–31 Minuten.

Schluss: Atmen Sie tief ein und aus.

Betätigen Sie jetzt im ausgeatmeten Zustand nacheinander die drei Körperschleusen – Wurzelschleuse, Zwerchfellschleuse und Nackenschleuse – folgendermaßen:

- Pressen Sie den Beckenboden zusammen (Wurzelschleuse),
- ziehen Sie die obere Bauchmuskulatur nach oben-innen unter die Rippen (Zwerchfellschleuse) und
- ziehen Sie das Kinn nach hinten-unten (Nackenschleuse). Spannen Sie die gesamte Muskulatur Ihres Körpers an und stellen Sie sich vor, wie die Kraft aus dem unteren Beckenboden am Rückgrat entlang Wirbel für Wirbel aufwärts bis in die Fingerspitzen zieht.

Wenn die Energie in den Kopf steigt und ein Druckgefühl erzeugt, drücken Sie die Energie weiter ins Herzzentrum.

Regelmäßiges, sanftes Klopfen auf das Brustbein regt die Lebensfreude und das Immunsystem an.

Meditation zum Klären der Gedanken

Diese Meditation ist fantastisch dazu geeignet, den Kopf von allem Möglichen freizubekommen. Wer sie ein wenig übt, braucht sie sich nach einiger Zeit nur noch vorzustellen, und sie wirkt auch ohne das Singen und die Armbewegungen – selbst während man einer Konferenz folgt oder an der Ampel wartet.

Diese Übung stärkt außerdem das elektromagnetische Feld des Körpers.

Technik:

- Setzen Sie sich in der Grundhaltung auf den Boden oder auf einen Stuhl. Achten Sie bitte auf die gerade Rückenhaltung und auf die Nackenschleuse (Kinn angezogen).
- Schließen Sie die Augen, atmen Sie tief ein und beginnen Sie, folgendes Mantra zu singen oder monoton zu sprechen:

Sat(e)	**Nam,**	**Sat(e)**	**Nam,**
Wahrheit,	Identität		

Wahe	**Guru,**	**Wahe**	**Guru**

der erhabene Weg, vom Dunklen zum Licht

Wichtig: Das „W“ von „Wahe“ wird wie das englische „W“ ausgesprochen, wie in „world“, „water“ usw.

Melodie:

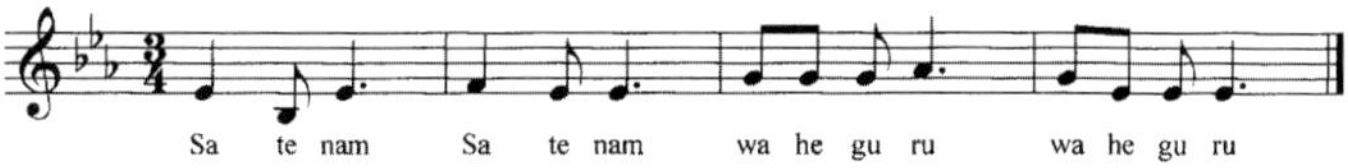

- Beide Hände ruhen auf den Oberschenkeln in Gyan Mudra (Daumen und Zeigefingerspitzen berühren sich).
- Wenn Sie mit der linken Seite anfangen, führen Sie die linke Hand vom Oberschenkel zum linken Ohrläppchen,

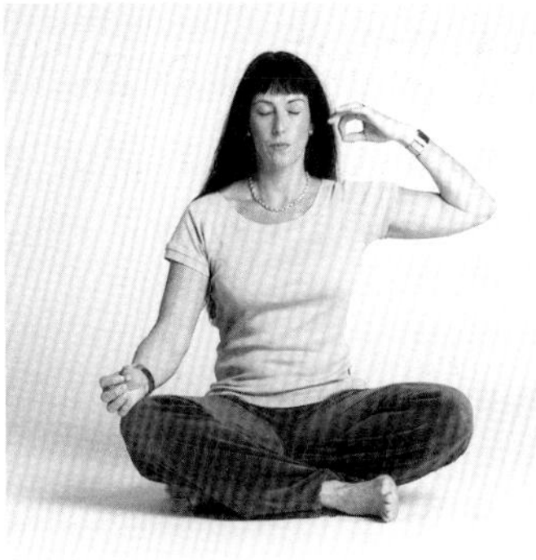

- von dort aus diagonal über die Nasenwurzel und an der rechten Augenbraue entlang,

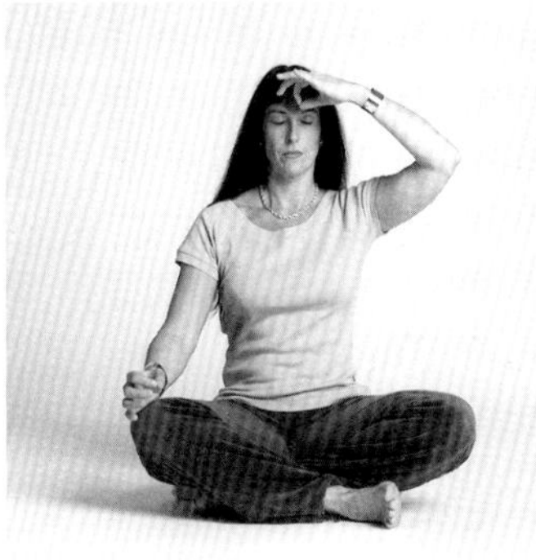

- nach hinten um den Kopf herum, und kommen Sie über diese kreisende Bewegung wieder am linken Oberschenkel an.

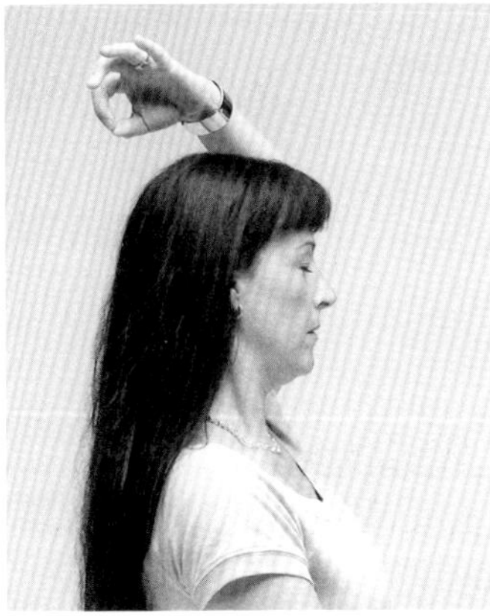

- Wechseln Sie zur rechten Hand, ebenfalls in Gyan Mudra, gehen Sie vom rechten Oberschenkel zum rechten Ohrläppchen und über die Nasenwurzel an der linken Augenbraue entlang, über den Hinterkopf kreisend und wieder zurück zum rechten Oberschenkel.
- Führen Sie die Bewegung abwechselnd mit der rechten und linken Hand aus und singen oder sprechen Sie dabei das Mantra.

Dauer: Beginnen Sie mit **3 Minuten**. Später können Sie die Dauer bis auf **11 Minuten** steigern.

40-TAGE-DIÄT

Reden Sie einmal 40 Tage lang
nur positiv über sich selbst.

Für Fortgeschrittene:

Denken Sie 40 Tage lang nur positiv
über sich selbst und andere!

Sat-Nam-Meditation vor der Prüfung

Mit dieser Übung können Sie sich sehr schnell auf sich selbst konzentrieren. Durch die Konzentration auf die Wortwiederholung, durch den langen, tiefen Atem und durch die Handhaltung macht sie in Sekunden den Kopf schön frei.

Technik:

- Achten Sie darauf, dass Sie gerade sitzen oder stehen, das Kinn leicht nach hinten-unten angezogen.
- Schließen Sie die Augen oder fixieren sie einen Punkt ca. einen Meter vor Ihnen.
- Hände in Gyan Mudra (die Spitzen von Daumen und Zeigefingern berühren sich).
- Atmen Sie lang und tief und verbinden Sie Ihre Atmung mit dem Mantra „Sat Nam“ (Wahrheit, Identität). Lassen Sie Ihren Atem immer länger und tiefer werden.

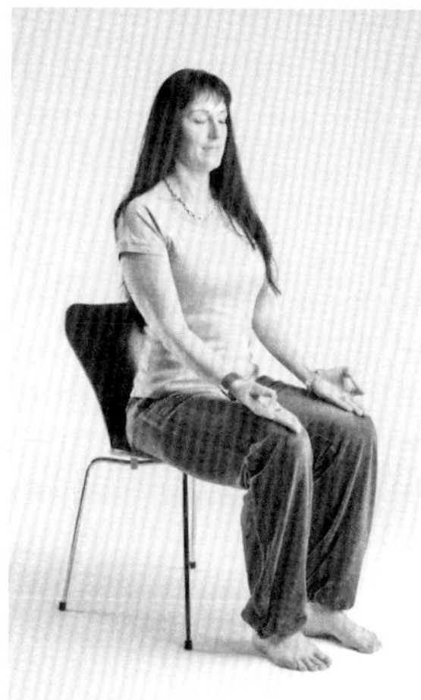

Sie können sich vorstellen, einem Chor zuzuhören, der das lang gezogene „Sat Nam“ singt, oder Sie sehen das Mantra auf einer Wand/ Tafel geschrieben vor sich.

Selbstheilung ist das Privileg eines jeden Menschen. Selbstheilung ist kein Wunder und hat nichts damit zu tun, etwas zu können, was die meisten Menschen nicht können. Selbstheilung ist ein Prozess, der entsteht durch die Beziehung des Körpers und der unendlichen Kraft der Seele. Es ist eine Vereinbarung, eine Einheit – das ist die Wissenschaft des Kundalini Yoga.

YOGI BHAJAN

Kurze Übung gegen Kopfschmerz

Hier eine sehr kurze und fantastisch wirksame Übung, die Sie jederzeit und überall ausführen können.

Technik:

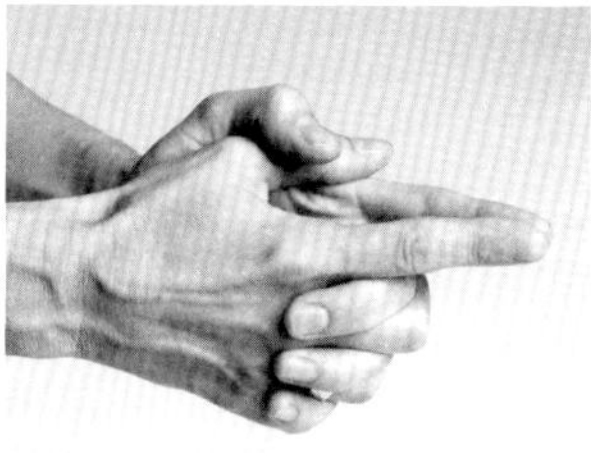

- Sitzen Sie gerade, die Hände gefaltet vor dem Bauch, Arme locker am Körper.
- Strecken Sie die Zeigefinger gerade nach vorn aus.
- Fangen Sie an, die Daumen zu überkreuzen, wobei abwechselnd der rechte bzw. linke Daumen oben liegt. Führen Sie die Bewegung so schnell wie möglich aus.
- Die Atmung ist lang und tief.

Dauer: Wenn sich der Kopfschmerz nach **2 Minuten** nicht bessert, ist es nicht die richtige Übung.

Eine meiner Schülerinnen hat berichtet, dass ihr diese Übung auch bei Migräne hilft.

Wasser trinken heißt leben

Hatten Sie schon einmal Kopfschmerzen?

Hatten Sie an dem Tag genügend getrunken, vor allem Wasser?

Der menschliche Körper besteht zu 70 % aus Wasser. Wenn wir nicht genug trinken, führt das mitunter dazu, dass die Abbaustoffe des Körpers nicht gut zur Niere, Leber oder Milz und sonstigen Organen transportiert werden. Das kann dann unter anderem Kopfschmerzen verursachen. Bevor Sie also zu härteren Maßnahmen wie z. B. Kopfschmerztabletten greifen, versuchen Sie es doch einmal damit, ¼ bis ½ Liter Wasser zu trinken.

Bedenken Sie auch, was Sie da trinken. Wasser – mit was für Zusätzen? Mit Säure? Mit süßem Geschmack, Koffein, Alkohol?

Wasser pur ist immer noch das Beste, wenn auch für manchen gewöhnungsbedürftig – versuchen Sie es.

Das Leitungswasser ist hier in Deutschland mittlerweile sehr gut, mancherorts sogar besser als das Wasser, das es in Flaschen abgefüllt zu kaufen gibt. Erkundigen Sie sich am besten vor Ort nach der Qualität Ihres Trinkwassers.

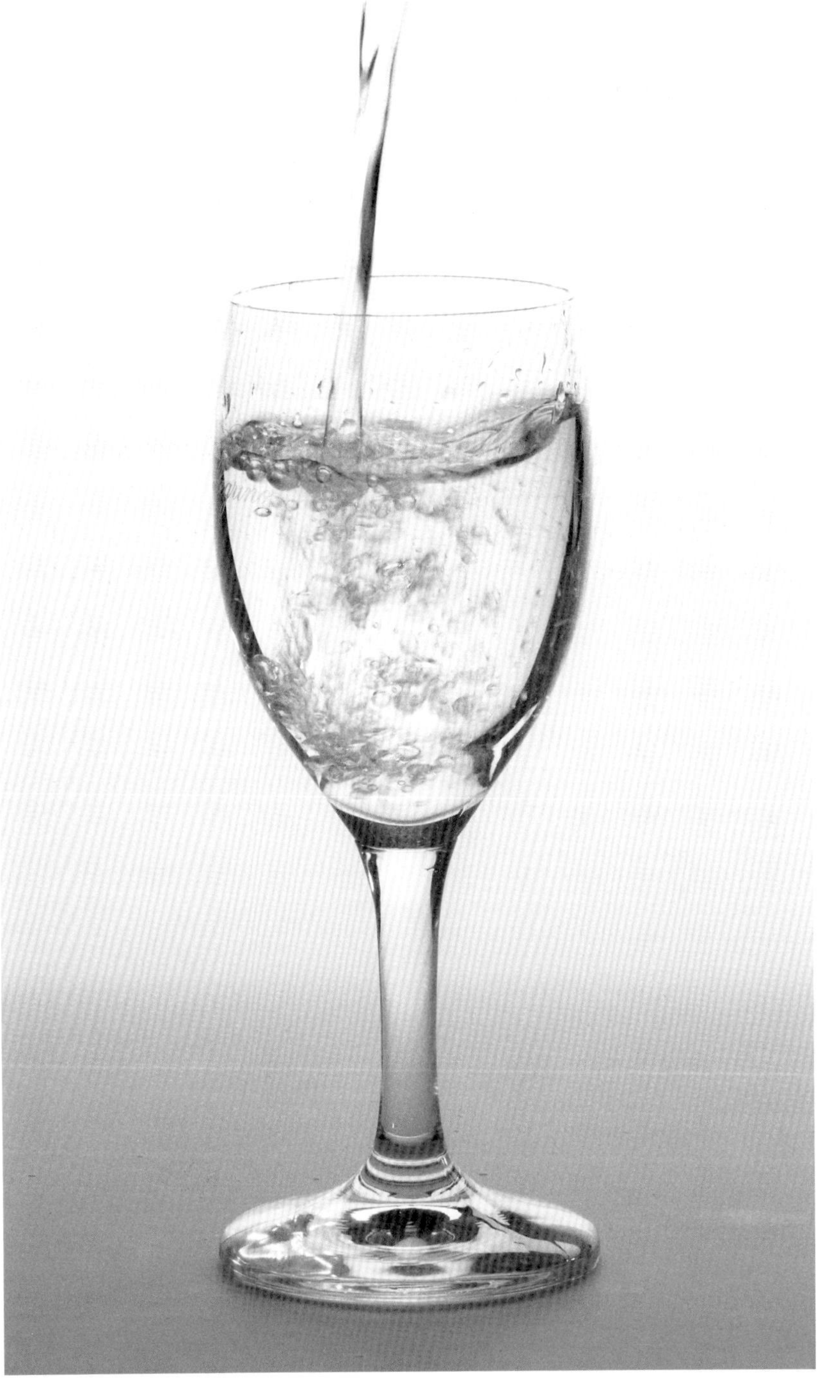

Übung gegen Migräne

Leiden Sie häufig unter Migräne oder kennen Sie jemanden, der unter Migräne leidet? Die folgende Übung hilft, Migräneanfälle zu mildern, ihre Häufigkeit zu reduzieren oder sie sogar aufzulösen, wenn man sie **täglich** für eine beliebige Dauer ausführt.

Wichtig: Diese Übung darf **nicht während eines Migräneanfalls** angewandt werden.

Technik:

- Setzen Sie sich auf den Boden. Sie können auch auf einem Tisch sitzen, dabei muss jedoch das gesamte Bein auf dem Tisch aufliegen. Die Beine sind gestreckt und die Zehen angezogen.
- Stützen Sie sich mit den Händen nach hinten ab. Der Rücken ist während der gesamten Übung sehr gerade, das Kinn leicht angezogen.
- Heben Sie beim Einatmen ein Bein an (möglichst hoch, jedoch nicht höher, als es Ihnen angenehm ist) und senken Sie beim Ausatmen das Bein wieder auf den Boden. Heben Sie beim nächsten Einatmen das andere Bein an und wiederholen Sie den Ablauf abwechselnd mit dem rechten und dem linken Bein. Wählen Sie ein Tempo, das Ihnen angenehm ist, und steigern Sie ein kleines bisschen.

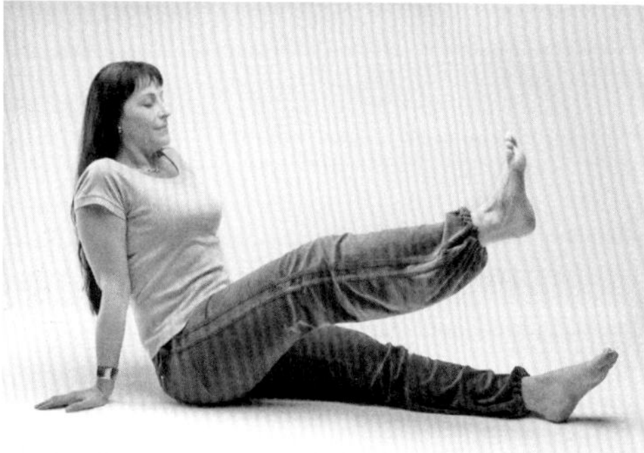

Schluss: Atmen Sie tief ein, halten kurz an und atmen wieder aus.

Intuition fördern

Diese kurze Übung erfordert keine besondere Konzentration. Sie können sie ausführen, während Sie fernsehen oder auf den Bus warten – Sie brauchen dazu lediglich beide Hände.

Technik:

- Sitzen Sie wieder gerade, die Hände gefaltet, wobei egal ist, welcher Daumen oben liegt. Strecken Sie beide Zeigefinger senkrecht nach oben.
- Beginnen Sie die Zeigefingerspitzen abwechselnd voneinander fort und zueinander hin zu bewegen, so schnell Sie können. Die Zeigefinger bleiben dabei die ganze Zeit gestreckt.
- Lassen Sie den Atem lang und tief fließen.

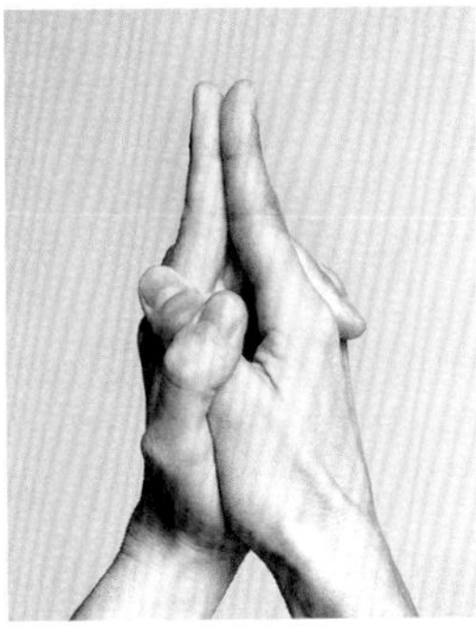

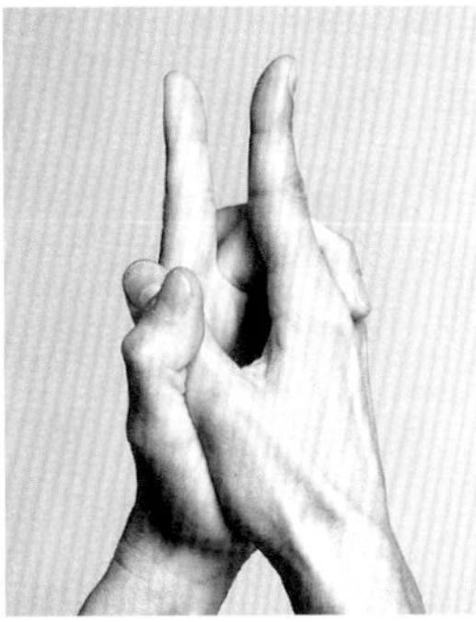

Machen Sie diese Übung, wann und wo Sie wollen und solange Sie mögen.

Seien Sie nicht überrascht, wenn Sie nach einiger Zeit mache Dinge vorhersehen oder erahnen oder besser vorbereitet sind, wenn ein Ereignis eintritt.

Kalt duschen am Morgen wirkt anregend, entgiftend und aufmunternd. Beginnen Sie immer „außen“, also von den Füßen und Händen zum Körper hin. Das Wasser sollte nur so kalt sein, dass anschließend auf der Haut eine prickelnde Wärme entsteht. Beginnen Sie mit ein paar Sekunden, und wenn Sie mögen, steigern Sie die Dauer bis auf drei Minuten. Wichtig: Die Innenseiten der Oberschenkel sollten nicht kalt abgeduscht werden. Sie können sich auch vor oder während der Dusche mit einer Bürste, einem Massagehandschuh oder einem Schwamm abreiben.

Anti-Mobbing-Übung

Leiden Sie unter einer belastenden Situation am Arbeitsplatz? Fühlen Sie sich von Ihren Kollegen gemobbt? Die folgende Übung kann Ihnen helfen, mit solchen Problemen besser umzugehen.

> **Affirmation**
> Bilden Sie einen positiven Satz zu Ihrer Arbeitssituation, den Sie sich häufiger sagen, z. B.: „Ich erlaube mir, zufrieden und glücklich an meinem Arbeitsplatz zu sein."

Technik:

- Reiben Sie sich die Hände, sodass die Handflächen warm werden.
- Heben Sie dann die Hände in Brusthöhe, wobei die offenen Handflächen nach vorn weisen. Strecken Sie beim Ausatmen die Arme von sich, als wollten Sie etwas wegschieben. Diese Bewegung wird langsam, aber mit Nachdruck ausgeführt. Beim Einatmen ziehen Sie die Hände wieder zur Brust hin. Wiederholen Sie diesen Ablauf insgesamt **12-mal**.
- Halten Sie anschließend die rechte Hand in Brusthöhe vor sich, die Handfläche vom Körper abgewandt. Berühren Sie mit der Daumenspitze die Spitzen von Ringfinger und kleinem Finger. Zeige- und Mittelfinger sind leicht gespreizt, der Zeigefinger gestreckt, der Mittelfinger ein wenig gekrümmt.
- Langer, tiefer Atem mit einer kleinen Pause nach jedem Ein-und Ausatmen.

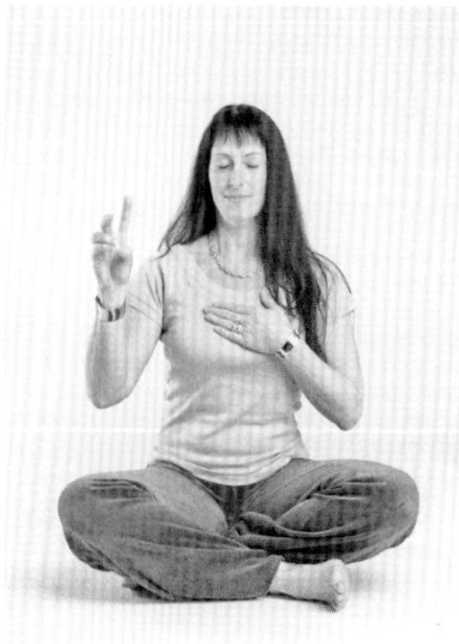

Dauer: 1–11 Minuten. Ein Schutzmantra finden Sie auf S. 14f.

Schutzmeditation

Fühlen Sie sich unwohl in einer Situation und brauchen Sie mehr Sicherheit oder Schutz, dann probieren Sie doch diese Übung einmal aus.

Technik:

- Machen Sie eine Faust um den Daumen herum, am besten mit beiden Händen.
- Drücken Sie mit der **Zeigefinger**spitze auf den Daumen und denken Sie **Sa**,
- drücken Sie mit der **Mittelfinger**spitze auf den Daumen und denken Sie **Ta**,
- drücken Sie mit der **Ringfinger**spitze auf den Daumen und denken Sie **Na**,
- drücken Sie mit der Spitze des **kleinen Fingers** auf den Daumen und denken Sie **Ma**.

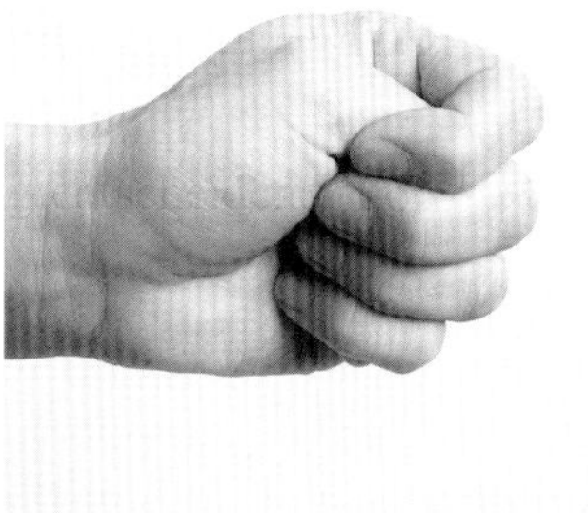

Dieser Ablauf wird fortlaufend in gleichbleibendem Rhythmus wiederholt. Führen Sie die Meditation so lange und so oft aus, wie Sie möchten.

Sie können diese Übung jederzeit und überall unauffällig durchführen, auch mit der Hand in der Jackentasche.

Herz-Mudra

Diese Handhaltung, auch „Lebensretter“ genannt, schützt das Herz und kann sowohl bei akuten als auch bei chronischen Herzproblemen angewandt werden.

Regelmäßig ausgeführt – einmal täglich oder auch jederzeit zwischendurch, wann immer Sie daran denken – hilft sie, Herzinfarkten vorzubeugen.

Wohltuend für das Herz:
Melisse, Magnesium und Vitamin E (in Weizen-keimen enthalten) dienen zur Entspannung des Herzens. Kaffee, schwarzen Tee und Pfefferminztee im Übermaß sollten Sie bei Herzproblemen hingegen meiden.

Technik:

- Winkeln Sie den Zeigefinger in allen Gelenken an, sodass das oberste Gelenk des Zeigefingers das Daumengrundgelenk berührt.
- Die Spitzen von Mittel-und Ringfinger berühren die Daumenspitze.
- Der kleine Finger wird ausgestreckt.
- Sie können das Mudra mit einer Hand oder auch mit beiden Händen ausführen.

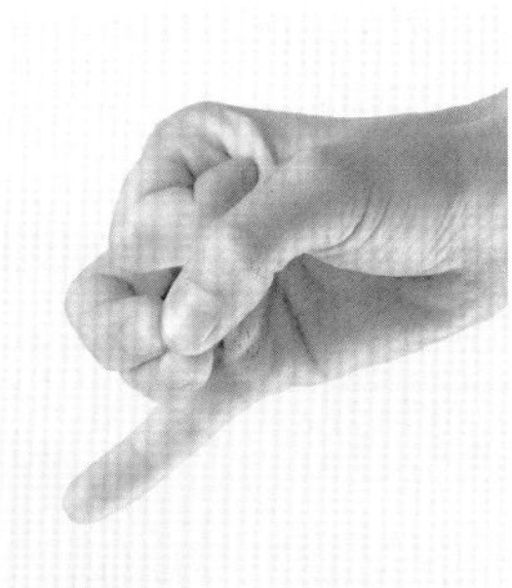

Anti-Depressions-Meditation (kurze Version)

Diese Übung hilft nur bei leichten Verstimmungen. In schwereren Fällen suchen Sie bitte unbedingt einen Arzt auf.

Durch diese Übung werden die Gehirnhälften aktiviert, besonders die Verbindung zwischen beiden.

Technik:

- Setzen Sie sich ganz gerade hin, das Kinn leicht nach hinten unten angezogen.
- Legen Sie beide Handflächen schräg aufeinander und drücken Sie sie fest pumpend zusammen. Wiederholen Sie diese Bewegung langsam und ruhig **15-mal,** dann wechseln Sie die Handposition (andere Hand nach oben) und pumpen wieder **15-mal.**

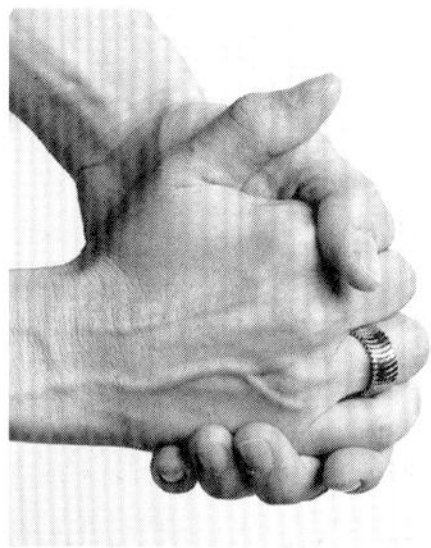

Führen Sie diese kurze, knappe Übung ein- bis zweimal täglich aus oder auch immer dann, wenn Sie merken, dass eine depressive Verstimmung aufkommt.

Anti-Depressions-Meditation (lange Version)

Diese Meditation wirkt auf unterschiedliche Weise: durch das lange Ausatmen, durch den Druck auf die Handrücken, durch das lange Halten der Oberarme in dieser Position und auch durch den Druck, den die Augenstellung auf das Gehirn entstehen lässt, wenn man auf die Nasenspitze oder Oberlippe schaut.

All dies wirkt positiv auf das Nerven-und das Drüsensystem.

Technik:

- Setzen Sie sich in die Grundhaltung, mit geradem Rücken, das Kinn leicht nach hinten-unten angezogen.
- Legen Sie die Handrücken aneinander und halten Sie die Hände auf der Höhe zwischen Herzzentrum und Kehlkopf.
- Die Fingerspitzen weisen vom Körper weg, und die Fingerknöchel sollen sich berühren.
- Halten Sie die Handgelenke ca. 15 cm vom Körper entfernt. Achten Sie bitte darauf, die Unterarme waagerecht zu halten. Die Daumen weisen parallel zueinander nach unten.
- Diese Übung erzeugt eine starke Spannung auf den Handrücken und in den Oberarmen.
- Schauen Sie auf die Nasenspitze oder in die Richtung Ihrer Oberlippe.
- Atmen Sie tief ein und singen Sie 16-mal „Wahe Guru“ beim Ausatmen. Ein Zyklus dauert ca. 20 bis 25 Sekunden.
- Verlängern Sie Ihre Ausatmung stetig.

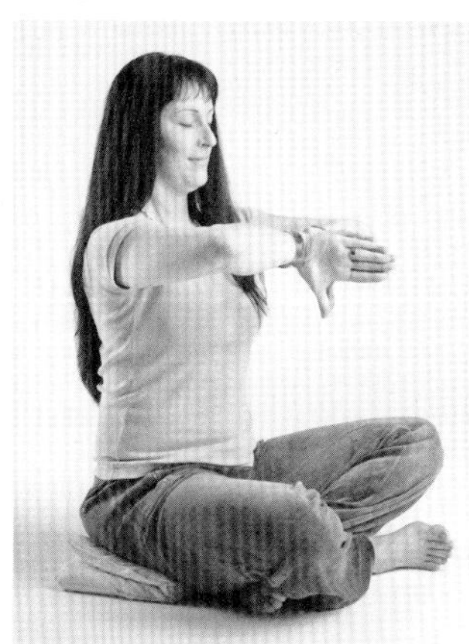

Dauer: Beginnen Sie mit **11 Minuten** und steigern Sie auf **31 Minuten**.

Meditation gegen Burnout

Wenn Sie sich innerlich ausgebrannt fühlen, ist diese Meditation hervorragend geeignet. Sie schützt vor Energieverlust und hilft Ihnen, wieder Kraft zu schöpfen und sich zu regenerieren.

Technik:

- Sitzen Sie in der Grundhaltung, die Arme entspannt, die Ellenbogen angewinkelt.
- Führen Sie die Hände vor das Herzzentrum und drücken Sie die Handrücken aneinander – die Finger mit starkem Druck, die Handrücken selbst etwas lockerer. Beide Daumen berühren den Ballen unterhalb des Ringfingers. Wenn Ihnen das nicht gelingt, versuchen Sie die Daumen wenigstens in die Handflächen zu legen.
- Halten Sie die Arme möglichst entspannt, die Ellenbogen stark angewinkelt.
- Fokussieren Sie mit geschlossenen Augen Ihre Nasenspitze.
- Atmen Sie in 8 gleichen Abschnitten ein, so, als ob Sie bei jedem Abschnitt leicht die Nase hochziehen, und atmen Sie ebenso in 8 gleichen Teilen wieder vollständig aus.

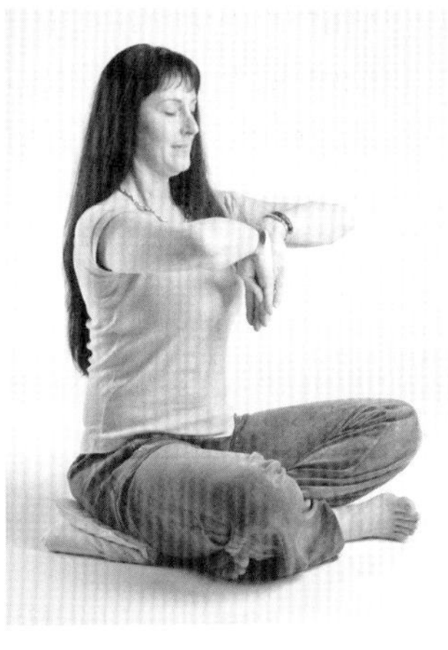

Dauer: 3–11 Minuten.

Wichtig: Nach dieser Meditation brauchen Sie unbedingt Zeit und Ruhe, um sich zu entspannen.

Meditation zur Verbesserung der Konzentration

Haben Sie Schwierigkeiten, sich zu konzentrieren? Neigen Sie zu innerer Unruhe? Diese Übung kann Ihnen helfen, zielgerichtet zu denken und in jeder Situation beherrscht und besonnen zu reagieren.

Technik:

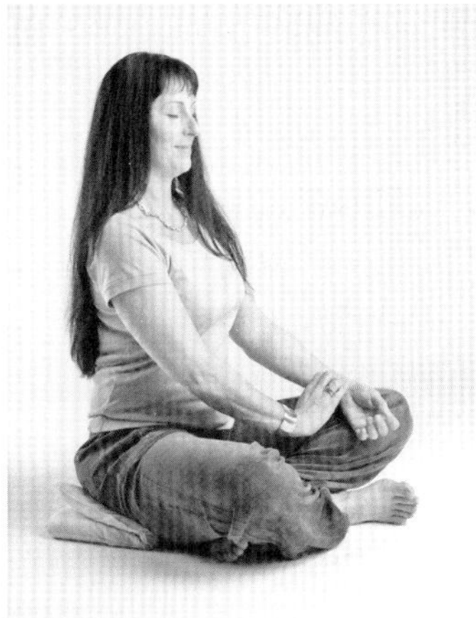

- Sitzen Sie in der Grundhaltung, der Rücken ist gerade.
- Tasten Sie mit den Fingern der rechten Hand den Puls am linken Handgelenk. Dabei berühren sich die Fingerspitzen und bilden eine gerade Linie, sodass der Puls in jeder Fingerspitze spürbar ist. Richten Sie Ihre Aufmerksamkeit auf das Dritte Auge (den Punkt zwischen den Augenbrauen). Der Atem ist lang und tief. Bei jedem Pulsschlag denken Sie das Mantra „Sat Nam".

Dauer: 3–11 Minuten. Sie können mit der Zeit bis auf **31 Minuten** steigern.

Wenn Sie die Hände aneinanderreiben,
werden Nervenbahnen aktiviert,
und Sie sind sofort wacher.

Jetlag-Meditation (Schlaf-Meditation)

Diese Übung, regeneriert das Nervensystem, z. B. nach übermäßigem Kaffeekonsum oder auch in längeren Stressphasen. Auch bei einem Jetlag hilft sie, das innere Gleichgewicht wiederzuerlangen. Abends ausgeführt, lässt sie Sie tief schlafen und erholt aufwachen.

Technik:

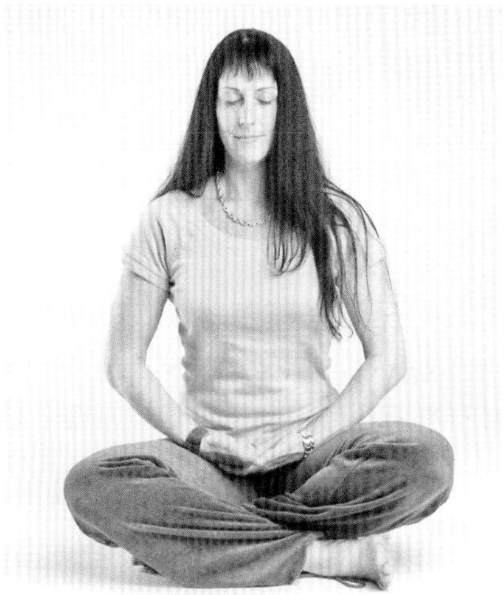

- Sitzen Sie aufrecht in der Grundhaltung, die Hände im Schoß. Die rechte Hand liegt über der linken, die Handflächen weisen nach oben.
- Drücken Sie die Kuppen der Daumen aneinander.
- Die Augen sind 1/10 geöffnet und auf die Nasenspitze gerichtet.
- Atmen Sie zu den 4 Silben des Mantras „Sa Ta Na Ma" in 4 gleich langen Teilen tief durch die Nase ein, als ob Sie bei jedem Abschnitt leicht die Nase hochziehen. Halten Sie den Atem an und denken Sie weitere 4-mal in gleichbleibendem Rhythmus „Sa Ta Na Ma". Anschließend atmen Sie in 2 Teilen aus und denken dabei „Wahe Guru".

Dauer: 3–11 Minuten. Sie können mit der Zeit bis auf **62 Minuten** steigern.

Nach längeren Reisen mit Bahn oder Auto sollten Sie die Übung **mindestens 11,** nach Flugreisen **31 Minuten** lang ausführen.

Vier Übungen gegen Schlafstörungen

Sie können schlecht ein-und/oder durchschlafen? Dann probieren Sie doch einmal vor dem Schlafengehen oder in der Nacht, wenn Sie nicht mehr schlafen können, die folgenden Übungen aus.

Technik:

1

Führen Sie die linke Nasenlochatmung aus (vgl. S. 38f.).

2

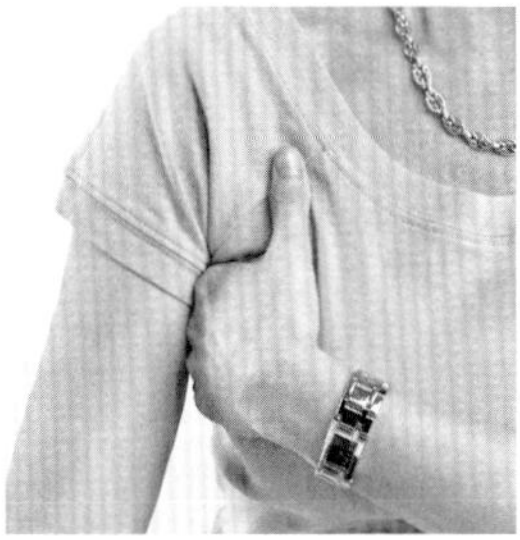

Stecken Sie die linke Hand unter die rechte Achselhöhle und legen Sie den rechten Arm darüber. Sie können diese Haltung auch beim Einschlafen beibehalten, um besser durchzuschlafen.

Die folgenden beiden Übungen erscheinen sehr aktiv. Lassen Sie sich davon bitte nicht abschrecken – alle Energie Ihres Körpers strömt dabei in den Kopf und stimuliert das Schlafzentrum, das sich im Hinterkopf befindet.

3

- Legen Sie sich auf den Rücken und stellen Sie Ihre Füße schulterbreit nebeneinander dicht unterhalb vom Gesäß auf. Die Hände liegen seitlich neben dem Körper oder stützen, wenn nötig, das Gesäß ab.

- Heben Sie das Gesäß so weit an, dass die Knie den höchsten Punkt einer schrägen Linie bilden, der Kopf den tiefsten Punkt.
- Atmen Sie lang und tief oder – bitte nur, wenn Sie darin geübt sind! – mit dem Feueratem.
- Um die Wirkung zu verstärken, können Sie zusätzlich ein Bein anheben, sodass es mit dem Körper eine gerade Linie bildet. Bein und Fuß sind dabei gestreckt.

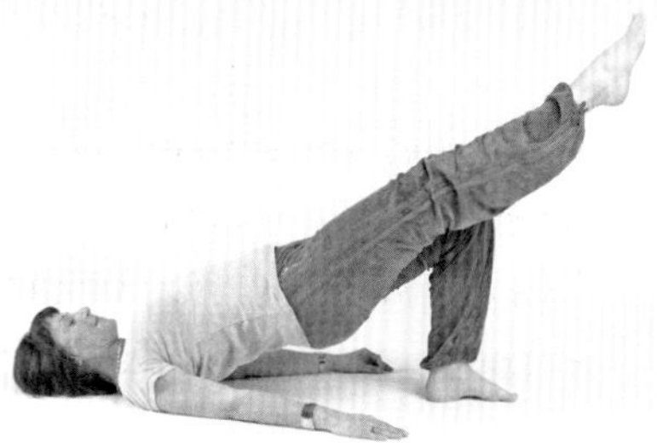

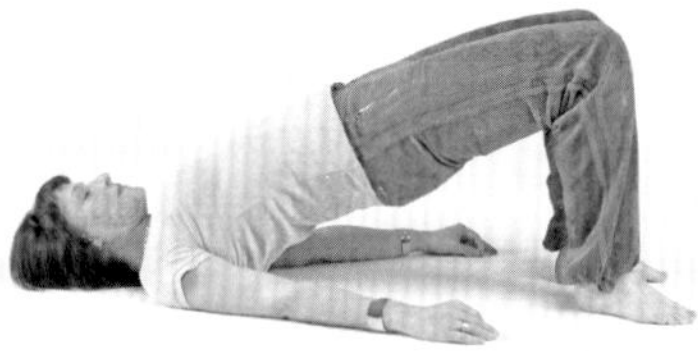

Dauer: Halten Sie diese Position für **1–3 Minuten**.
Meine Yogalehrerin sagte dazu immer: Wenn ich beide Beine nach oben strecken könnte, dann wäre ich schon eingeschlafen. (Yoga kann auch lustig sein.)

Einen noch stärkeren Effekt hat folgende Übung – sie ist aber nicht jedermanns Sache!

4

- Sie liegen auf dem Rücken und stellen die Füße – schulterbreit nebeneinander – an das Gesäß heran.
- Setzen Sie die Hände dicht am Brustkorb in der Nähe der Schultern auf und stemmen Sie Ihren Oberkörper hoch.

- Gleichzeitig heben Sie das Gesäß an, sodass eine „Brücke“ entsteht – Knie, Gesäß, Bauch und Schultern sind ungefähr auf einer Höhe und werden nur von den Füßen und Händen getragen.
- Versuchen Sie das Gesäß noch ein wenig höher anzuheben.
- Um die Wirkung zu verstärken, können Sie zusätzlich ein Bein anheben und schräg nach oben strecken.

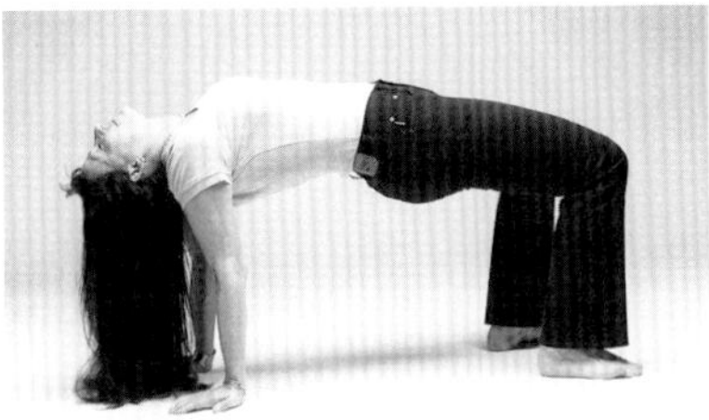

- **Wichtig:** Den Kopf lassen Sie locker und entspannt nach hinten herunterhängen.
- Beginnen Sie nun mit dem Feueratem.

Dauer: Halten Sie diese Position für **1–3 Minuten.**

Dickdarm-Meditation

Wir alle kennen den übervollen Bauch – schon wieder zu viel gegessen – oder auch nur die Müdigkeit nach dem Essen, wenn alle Lebensenergie in die Verdauung fließt. Wie man damit umgeht, ist jedem selbst überlassen. Es gibt allerdings eine Übung, die den Dickdarm-Meridian anregt, sodass die Nahrung besser durch den Verdauungstrakt rutscht. 'Leider' werden dabei zugleich kräftig Kalorien verbrannt.

Gut ist diese Übung auch in Lernsituationen, damit man nach dem Essen gleich weiter lernen kann, wenn man das möchte oder muss.

Die Übung hilft außerdem bei Verstopfung. Achten Sie jedoch auch immer darauf, genügend Wasser zu trinken.

Technik:

- Setzen Sie sich gerade auf den Boden oder auf einen Stuhl (möglichst ohne Lehne).
- Ballen Sie die Hände zu Fäusten, der Daumen ist jeweils in der Faust eingeschlossen. Die Hände liegen auf den Oberschenkeln.

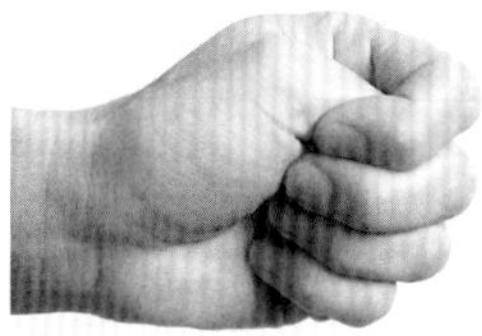

- Beginnen Sie die Fäuste abwechselnd einmal schwungvoll um Ihren Körper zu kreisen. Führen Sie Ihre Faust dabei über die Mitte des Körpers auf die andere Körperseite nach oben zur Schulter, bewegen Sie sie um den Hinterkopf herum an der Halswirbelsäule vorbei über die andere Schulter wieder zurück zum Oberschenkel.

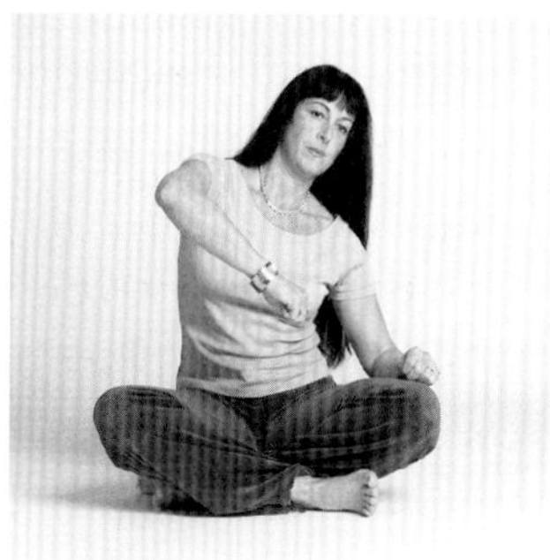

- Wechseln Sie nach jedem Kreisen die Seite.

Dauer: 3–11 Minuten –
probieren Sie aus, was Ihnen gut tut.

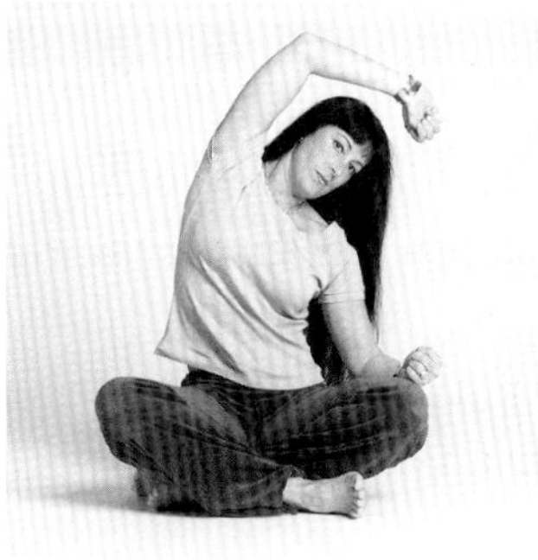

Bei diesem Bewegungsablauf dehnt man die Flanke des Brustkorbes der kreisenden Seite, wo der Dickdarm-Meridian entlangläuft, der somit stimuliert wird.

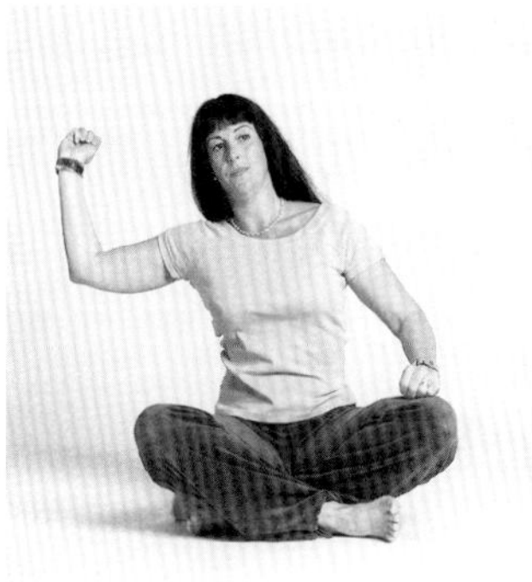

Auch der 3. Übungsteil auf S. 139 stimuliert den Dickdarm-Meridian und regt so die Verdauung an.

Nach dem Essen: Verdauungs-Tee
Dieser Tee hilft, die typischen Leistungstiefs nach dem Essen zu vermeiden, und regt die Verdauung an.
1 TL Koriandersamen,
1 TL Fenchelsamen und
1 TL Kreuzkümmelsamen in einen Mixer geben und mit **½ l kochendem Wasser** übergießen. Gut mixen und anschließend durch ein Sieb gießen. Wenn Sie keinen Mixer zur Verfügung haben, lassen Sie die aufgebrühten Gewürze einfach **3–5 Minuten** ziehen.

„Habe Vertrauen in dich selbst.
Du bist dieses Selbst.
Es gibt nie etwas jenseits von diesem Selbst.
Es gab nie etwas und wird nie etwas jenseits davon geben.
Du bist es selbst am Anfang und am Ende.
Hast du dich einmal selbst erkannt,
wirst du wahrhaftig selbst verwirklicht sein."

YOGI BHAJAN

Gehirn-Jogging

Dies ist in der Grundtechnik eine Aufwärm-Übung, die die Fußgelenke geschmeidig macht.

Das Tolle an den erweiterten Formen ist, dass Sie durch das Wiederholen Nervenzellen regenerieren und aufbauen können. Diese Übung beugt dem Gehirnabbau im Alter vor und schafft schnellere Schaltkreise.

Grundtechnik:

- Setzen Sie sich auf einen Stuhl oder auf den Boden. Die Beine sind lang ausgestreckt, der Rücken ist gerade. Wenn Sie mögen, stützen Sie sich mit den Armen ab.
- Kreisen Sie nun mit beiden Füßen zuerst in eine Richtung, entweder links- oder rechtsherum.
- Schließen Sie dabei die Augen und konzentrieren Sie sich auf Ihre Atmung. Lassen Sie sie immer länger und tiefer werden.
- Sie können Ihre Gedanken auch mit dem Mantra „Sat Nam“ beschäftigen – „Sat“ beim Einatmen und „Nam“ beim Ausatmen.
- Nach **1–2 Minuten** ändern Sie die Drehrichtung. Bleiben Sie dabei in Ihrem Atemfluss.

Schluss: Ziehen Sie die Zehen zu sich heran, atmen Sie tief ein und halten den Atem und die Spannung in den Zehen für ein paar Sekunden. Dann entspannen Sie.

Erweiterung 1:

- Die Beine werden nun leicht gespreizt, und Sie beginnen mit den Füßen gegeneinander nach innen zu kreisen. Achten Sie wieder auf Ihre Atmung (Sat – einatmen/Nam – ausatmen).
- Nach ein paar Minuten ändern Sie die Drehrichtung und kreisen mit den Füßen jetzt für ein paar Minuten nach außen, ohne beim Wechsel den Atemrhythmus zu unterbrechen.

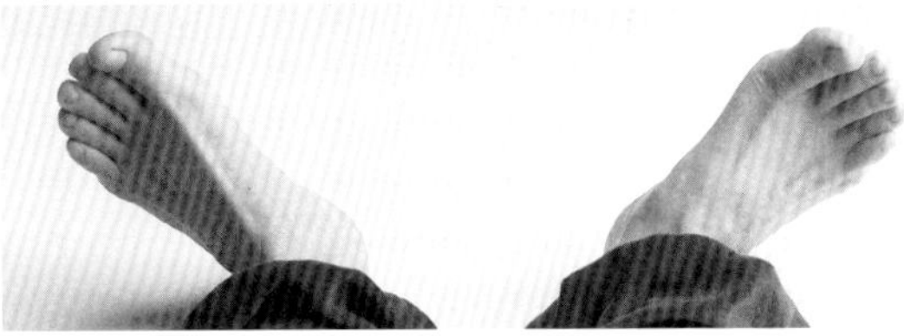

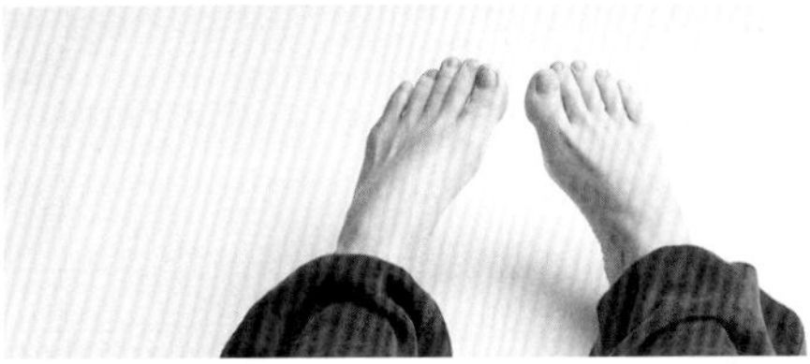

Schluss: Atmen Sie wieder tief ein, ziehen Sie die Zehen hoch in Richtung Ihrer Nasenspitze und halten beides für ein paar Sekunden. Dann entspannen Sie.

Erweiterung 2:

- Gleiche Position wie zuvor. Kreisen Sie nun mit einem Fuß nach innen und gleichzeitig mit dem anderen nach außen.

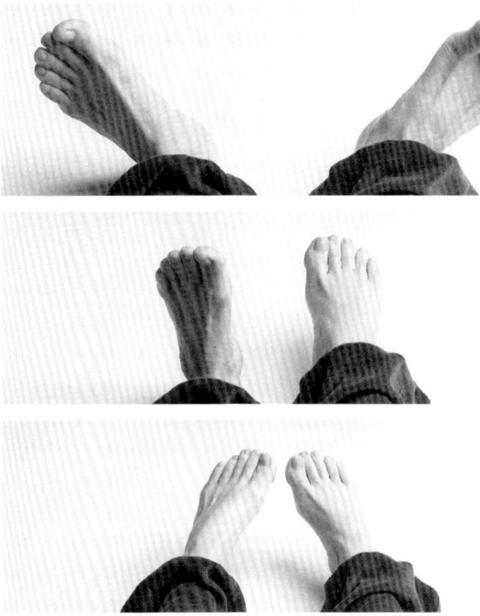

Wem das nicht sofort gelingt, der sollte einfach weiter üben.

Üben, üben – es geht! Vielleicht lassen Sie erst den einen und dann den anderen Fuß kreisen und bringen beide Bewegungen nach und nach zusammen.

Wenn Sie die Übung gut beherrschen, gehen Sie noch einen Schritt weiter: Wechseln Sie die Richtung. Achten Sie auf Ihre Atmung, die Haltung und das Mantra.

Manche Menschen sind so gut vortrainiert, dass sie auf Anhieb die Hände hinzunehmen können. Kreisen Sie die Hände synchron mit den Füßen und ändern Sie auch hier entsprechend die Richtung der Kreise. Probieren Sie alle Kombinationsmöglichkeiten aus.

Diese Übung kann man überall durchführen: in der Uni, während man auf den Bus wartet, im Stau auf der Autobahn usw.

Entspannungsübungen bei oder nach der Computerarbeit

Wer viel am Computer arbeitet, kennt die damit verbundenen Ermüdungserscheinungen im ganzen Körper und besonders im Gesicht. Jeder hat so seine Tricks entwickelt, wie er damit umgeht.

Unter den rückenbezogenen Aufwärmübungen sind drei Techniken aufgezeigt (s. S. 48–51), die problemlos am Schreibtisch ausgeführt werden können – Sie brauchen nur einen fest stehenden, nicht drehbaren Stuhl.

Aber nun zum Gesicht: Bei der Arbeit am Computer hält man den Kopf meist starr in eine Richtung, die Augen fixieren einen festen Punkt bzw. einen kleinen Bereich. Diese einseitige Belastung ermüdet und überanstrengt Augen und Muskulatur und kann langfristig Dauerschäden hervorrufen. Dem können Sie entgegenwirken.

Technik:

1 Massage

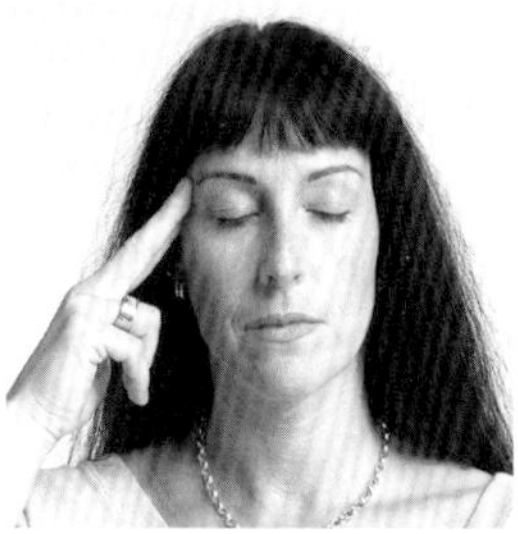

- Sitzen Sie gerade, die Atmung ist lang und tief.
- Beginnen Sie mit Zeige-und Mittelfinger kreisförmig die Schläfen zu massieren. Nach **1–3 Minuten** ändern Sie die Kreisrichtung. Der Druck der Finger sollte leicht und angenehm sein, sonst bekommen Sie Kopfschmerzen.
- Dann wandern Sie mit den Fingern weiter zu Ihren Augenbrauen und setzen die kreisende Bewegung fort. Auch hier ändern Sie nach **1–3 Minuten** die Drehrichtung.

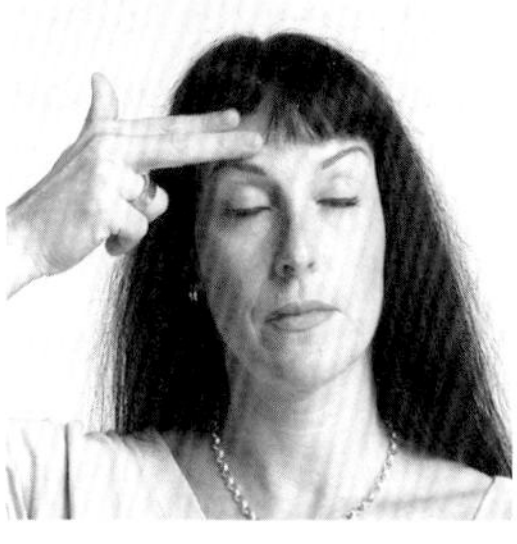

- Der nächste Punkt ist die Nasenwurzel. Streichen Sie diese gut aus und wandern Sie mit kreisenden Bewegungen von der Nasenwurzel bis zur Spitze. Wiederholen Sie dies anschließend mit umgekehrter Kreisrichtung.

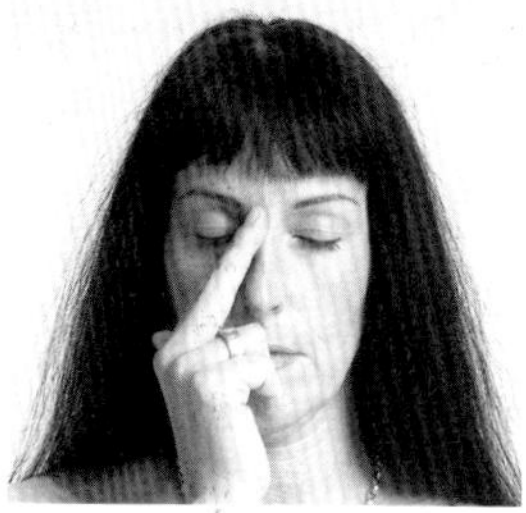

- Zum Schluss werden die Wangenknochen massiert.

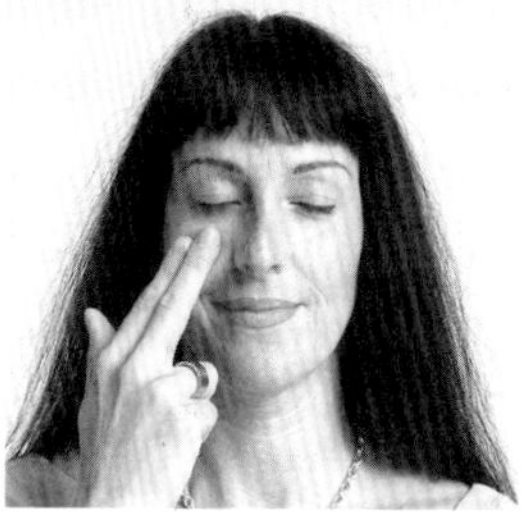

Durch die Massage ist das Auge schon besser mit Blut und Sauerstoff versorgt worden. Im nächsten Übungabschnitt verteilen wir die Lebensenergie (Prana) mit den Augen weiter.

Wohltuend bei müden Augen:

Wenn Ihre Augen überanstrengt sind, z. B., weil Sie lange auf den Monitor gestarrt haben, kann die folgende einfache Technik helfen:

- Reiben Sie beide Handflächen kräftig gegeneinander, bis die Hände warm sind.
- Legen Sie die Handflächen gewölbt über die Augen, sodass die Fingerspitzen am Haaransatz liegen, und blicken Sie mit locker geschlossenen Augen ins Leere.

Variante: Sie können auch die Hände so mit den Handtellern bedecken, dass kein Licht hindurchdringt, und mit offenen Augen ins Leere blicken.

Diese Übung können Sie jederzeit zwischendurch an Ihrem Arbeitsplatz ausführen und nach Belieben wiederholen.

2 Augenbewegung

- Setzen Sie sich wieder gerade hin, atmen Sie lang und tief.
- Schauen Sie mit beiden Augen ganz stark nach rechts. Sie können die Augen dabei schließen oder offen lassen. Fixieren Sie einen Punkt und halten Sie ihn kurz. Dabei atmen Sie tief ein und halten die Luft an. Nach ein paar Sekunden entspannen Sie Ihre Augen und Ihre Atmung.

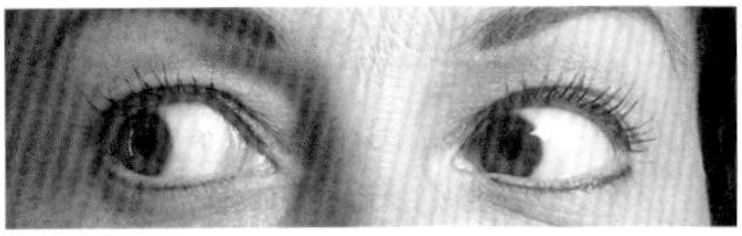

- Nun atmen Sie wieder tief ein und richten die Augen so weit wie möglich nach oben, halten Atem und Augenposition für ein paar Sekunden und entspannen dann.

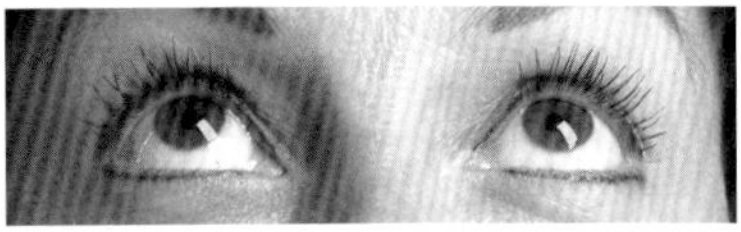

- Erneut tief einatmen und den Atem halten, während Sie die Augen nun so weit wie möglich nach links richten und dort einen Punkt fixieren. Nach ein paar Sekunden entspannen Sie wieder.

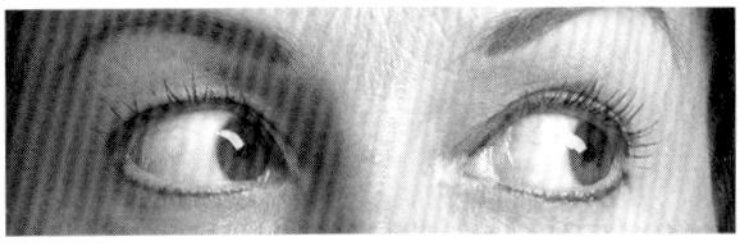

- Jetzt schließen Sie die Augen und richten sie geradeaus; erholen Sie sich kurz.
- Zum Abschluss drehen Sie die Augen im Kreis. Halten Sie sie dabei geschlossen, sonst wird Ihnen schnell schwindelig. Beginnen Sie mit kleinen Kreisen und lassen Sie sie dann größer werden. Nach einer beliebigen Zeit ändern Sie die Drehrichtung.

Lassen Sie den Atem dabei fließen und spüren Sie nach der Übung kurz nach, wie Sie sich fühlen.

Kiefer-Entspannung

„Die Zähne zusammenbeißen" ist mehr als nur eine Redewendung – tatsächlich führt Stress oft zu Verspannungen im Kieferbereich. Die folgende kleine Übung hilft Ihnen, solche Verspannungen abzubauen.

Technik:

- Legen Sie sich hin oder setzen Sie sich in der Grundposition auf den Boden oder auf einen Stuhl.
- Schließen Sie die Augen.
- Fahren Sie nun mit geschlossenem Mund mit der Zunge in einer kreisförmigen Bewegung über die Außenseiten Ihrer Zähne. Strecken Sie die Zunge dabei möglichst weit, um auch die hintersten Winkel ihres Mundes zu erreichen.
- Nach **5–8** Kreisbewegungen wechseln Sie die Richtung und fahren nun mit der Zunge andersherum über die Außenseiten der Zähne, ebenfalls **5-bis 8-mal.**

Der **Kiefer** steht in direktem Zusammenhang
mit dem **Beckenboden.**
Achten Sie einmal darauf:
Wenn Ihr Kiefer verspannt ist,
dann ist auch Ihr Beckenboden verspannt.

Tiefenentspannung

Nach yogischer Sichtweise sollte sich eine Frau zweimal am Tag für **11 Minuten** auf dem Rücken liegend entspannen. Ein Mann sollte nach dem Essen **22 Minuten** lang auf der linken Seite liegen.

Probieren Sie es aus – Teilnehmer aus meinen Kursen bestätigen die wohltuende Wirkung.

Die Tiefenentspannung hilft, die Energie zu harmonisieren, die Sie aufgebaut haben, und löst Energieblockaden, sodass ein Ungleichgewicht im Körper wieder ausgeglichen werden kann.

Technik:

- Legen Sie sich auf den Rücken. Gut wäre, wenn Sie sich bei dieser Übung zudecken könnten. Das gibt Ihnen einen gewissen Schutz und Wärme. Die Fersen berühren sich leicht, die Fußspitzen fallen ganz entspannt zur Seite. Die Arme liegen ca. 20 cm neben dem Körper, die Handflächen weisen nach oben.

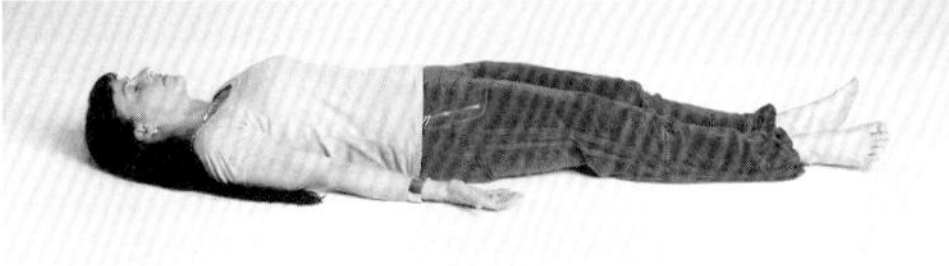

- Nun spannen Sie nacheinander, wie im Folgenden beschrieben, unterschiedliche Muskelpartien in Ihrem Körper an, atmen dabei jeweils tief ein und halten die Spannung und den Atem kurz, ehe Sie wieder entspannen.
- Beginnen Sie mit den Zehen: einatmen, Muskulatur anspannen, halten, lösen und ausatmen.
- Es folgen nacheinander Unterschenkel, Oberschenkel, Gesäß, Bauch, Brust, Hände, Unterarme, Oberarme, Schultern, Nacken, Gesicht, Kopfhaut.

- Zum Schluss stellen Sie sich vor, die gesamte Körperhaut anzuspannen. Dabei wiederum einatmen, halten und dann alles entspannt loslassen.
- Lassen Sie auch Ihre Gedanken los, auch wenn sie immer wieder zurückkommen; halten Sie sie nicht fest, arbeiten Sie aber auch nicht krampfhaft daran, sie immer wieder loszulassen und abzugeben – lassen Sie die Gedanken einfach wie Wolken an sich vorüberziehen.
- Sie können in Ruhe und Stille entspannen oder auch mit Hilfe von ruhiger Musik oder Klängen.
- Wenn Sie die Tiefenentspannung etwas üben, können Sie sich später selbst bei größtem Lärm innerlich entspannen und danach erfrischt und gestärkt wieder aufstehen.
- Sie können auch eine Technik aus dem Sat Nam Rasayan® zur Hilfe nehmen, welche weiter unten erläutert wird (s. S. 124ff.).

„Wenn du glücklich bist,
nimm es als Segen.
Wenn du unglücklich bist,
begreife es als Test."

YOGI BHAJAN

Aufwachschritte aus der Tiefenentspannung

Diese Aufwachschritte helfen, nach der Tiefenentspannung wach, munter und warm zu werden, und regen die Nervenbahnen an.

Diese fünf Schritte können Sie auch nach dem Aufwachen im Bett durchgehen, um munterer in den Tag zu starten.

Technik:

1. Atmen Sie dreimal tief ein und aus. Wackeln Sie dabei mit den Fingern und mit den Zehen. Fangen Sie allmählich an, Hand-und Fußgelenke kreisen zu lassen.

2. Recken und strecken Sie sich und verschränken Sie anschließend die Hände im Nacken.

3. Katzenstreckung: Winkeln Sie ein Bein an, sodass der Fuß neben dem Knie des anderen Beines steht, und lassen Sie das aufgestellte Bein über das liegende Bein zur Seite sinken, als wollten Sie mit dem Knie den Boden berühren. Dabei drehen Sie die Hüfte mit, die Schultern müssen jedoch Kontakt zum Boden behalten.

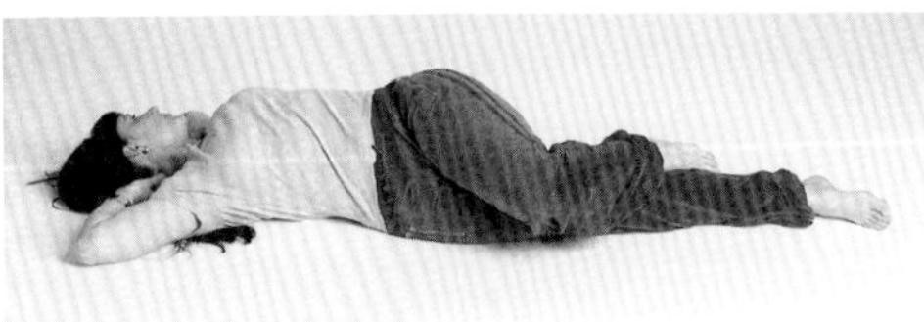

4. Nun reiben Sie jeweils Ihre Hand-und Fußflächen kräftig aneinander; das bringt Ihren Kreislauf und Ihre Energie wieder in Schwung.

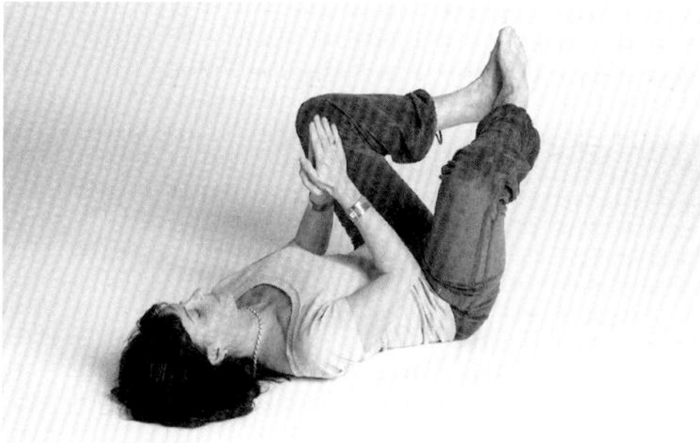

5. Zum Schluss ziehen Sie die Knie an die Brust, umfassen sie mit den Armen und wiegen sich vor und zurück. Rollen Sie über den Rücken und kommen Sie dann mit einen Schwung bis in den Sitz hoch (bei Rückenproblemen vorsichtig und/oder zur Seite rollen).

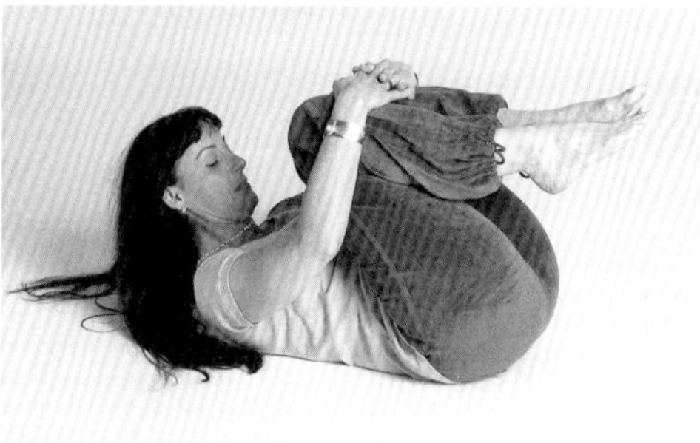

Die 5 Leitsätze unseres Zeitalters:

1. Erkenne, die andere Person bist du.
2. Es gibt einen Ausweg aus jeder Krise.
3. Beginne, wenn du an der Reihe bist, und der Druck ist weg.
4. Verstehe mit Mitgefühl oder du wirst die Zeit nicht verstehen.
5. Öffne dich dem Kosmos und der Kosmos öffnet dir den Weg.

YOGI BHAJAN

Sat Nam Rasayan®

Dies ist eine alte indische Heilkunst, die zurzeit von Guru Dev Singh gelehrt wird mit dem Ziel, sie jedem Menschen zugänglich zu machen. Guru Dev Singh reist durch viele Länder, um sie zu unterrichten.

Wenn Sie Näheres über diese Heilkunst erfahren wollen, können Sie Kontakt mit Sat-Nam-Rasayan-Lehrern in Ihrer Nähe aufnehmen, z. B. unter: *www.sat-nam-rasayan.de* oder unter *www.sat-nam.de.*

Ursprünglich wird Sat Nam Rasayan an anderen angewandt, es kann jedoch auch jeder Mensch für sich selbst Sat Nam Rasayan anwenden und es als Meditationspraxis und Entwicklungsweg nutzen.

Hier möchte ich Ihnen lediglich eine kleine Übung aus dem Sat Nam Rasayan vermitteln, die Sie wunderbar im Alltag anwenden können. Einige Schüler aus meinen Yogakursen haben bereits von positiven Erfahrungen mit dieser Technik berichtet.

Vier Regeln, um die Wahrnehmung zu vertiefen

1. Alles, was du weißt, weißt du, weil du es fühlst.
2. Du kannst nicht den anderen fühlen, sondern nur dich selbst in Beziehung mit etwas oder jemandem.
3. Alles, was passiert, ist Teil der Beziehung.
4. Es gibt keine Regeln.

Trinken Sie doch
jetzt mal
ein Glas Wasser!

Technik – Der Raum des Empfindens

Das Grundprinzip dieser Technik ist Fühlen und Wahrnehmen. Es geht nicht darum, sich etwas vorzustellen, sondern es tatsächlich zu empfinden und zu spüren.

Wenn wir etwas Unangenehmes erleben, Schmerzen haben oder uns unwohl fühlen, zieht sich der Körper normalerweise zusammen, und wir halten die Verspannung fest. Beim Sat Nam Rasayan geschieht das Gegenteil: Wir lassen los und lösen so den Widerstand auf. Sie müssen sich das nicht vorstellen können, Sie können es einfach jetzt und hier ausprobieren und die Wirkung empfinden.

Richten Sie Ihre Aufmerksamkeit darauf, ob Sie irgendwo in Ihrem Körper eine Verspannung haben und/oder einen Schmerz empfinden. Sie können stattdessen auch mit einem inneren Widerstand beispielsweise in Ihrem Denken oder Fühlen arbeiten oder auch mit einer äußeren Wahrnehmung wie zum Beispiel einem Geräusch.

Ich spreche im Folgenden allgemein von einer Wahrnehmung – wählen Sie selbst aus, ob es eine Verspannung, ein Schmerz, ein innerer Widerstand oder eine äußere Wahrnehmung ist, womit Sie arbeiten möchten.

Am besten wäre es, wenn Sie dazu die Augen schließen – vielleicht kann Ihnen jemand den folgenden Text vorlesen. Aber auch mit offenen Augen können Sie die Technik bereits beim Lesen auf sich wirken lassen.

- Setzen Sie sich aufrecht mit geradem Rücken hin. Atmen Sie einmal tief ein und aus und lassen Sie den Atem dann fließen.
- Spüren Sie ein paar Sekunden lang nach.

- Nun geben Sie der Wahrnehmung, mit der Sie arbeiten möchten, ganz viel Platz und Raum.
- Spüren Sie wieder ein paar Sekunden lang nach.

Hat sich an Ihrer Wahrnehmung schon etwas verändert? Versuchen Sie nicht, sich etwas vorzustellen, empfinden Sie einfach nur, was geschieht.

Nun können Sie Ihre Empfindungen noch vertiefen, indem Sie mehrere Elemente hinzunehmen:

- Richten Sie Ihre Aufmerksamkeit wieder auf die Wahrnehmung, mit der Sie arbeiten möchten. Geben Sie ihr wieder ganz viel Platz und Raum.
- Spüren Sie ein paar Sekunden lang nach.
- Lassen Sie die Wahrnehmung immer größer werden und dehnen Sie sie aus.
- Spüren Sie ein paar Sekunden lang nach.
- Nun fühlen Sie einen Lufthauch auf der Haut, egal wo.
- Spüren Sie dem nach.
- Empfinden Sie irgendwo in Ihrem Körper Wärme.
- Spüren Sie ein wenig nach.
- Nehmen Sie die Flüssigkeit in Ihrem Mund wahr und fühlen Sie sie.
- Spüren Sie ein wenig nach.
- Richten Sie Ihre Wahrnehmung auf die Schwerkraft.
- Fühlen Sie sie und spüren Sie nach.
- Nehmen Sie nun alle Empfindungen gleichzeitig wahr: Platz und Raum, den Lufthauch, die Wärme, die Flüssigkeit und die Schwerkraft.
- Fangen Sie an, diese Wahrnehmungen auszubalancieren. Gleichen Sie sie aus, bringen Sie sie in ein Gleichgewicht, lassen Sie alle Wahrnehmungen gleich wichtig sein.

Nun, hat sich an Ihrer Wahrnehmung – der Verspannung, dem Schmerz, dem inneren Widerstand oder der äußeren Empfindung – schon etwas verändert?

Wenn es Ihnen nicht gelingt, alle fünf Wahrnehmungen gleichzeitig zu empfinden, wählen Sie eines der Elemente aus. Ob es der Lufthauch ist, die Wärme, die Flüssigkeit oder die Schwerkraft, ist Ihnen überlassen. Sie können dann nach und nach weitere Elemente dazunehmen.

> Diese Übungen helfen, die Wahrnehmung zu vertiefen. Sie können benutzt werden, um eine stabile Meditation zu üben, in der der Geist nicht von Wahrnehmung zu Wahrnehmung springt. Eine solche gewisse Ruhe des Geistes ist Voraussetzung dafür, einen Bewusstseinzustand wie z. B. „Sat Nam Rasayan" zu erlernen. Sat Nam Rasayan ist ein bestimmter Zustand des neutralen Geistes, der Heilung ermöglicht.
>
> Fateh Singh

Exkurs: Tee

Tees nach yogischer Tradition gibt es für Eilige fertig im Aufgussbeutel, praktisch für zu Hause und im Büro. Das Sortiment „Yogi Bhajans Ayurvedische Kräuterrezepte“ bietet Tees für die unterschiedlichsten Gelegenheiten, von Atem-, Halswohl-und Digestiv-Tee über leckeren Schoko- und Lakritztee bis hin zu Frauentee und Männertee. Statt sich über das Wetter zu ärgern, beginnen Sie einen verregneten Tag doch einmal mit einer Tasse Regenwetter-Tee! Und um den Tag beruhigend ausklingen zu lassen, eignet sich der Abend-Tee, der auch bei Schlafstörungen hilfreich ist. Auf den Schachteln finden Sie zudem kleine Yoga-Übungen passend zum jeweiligen Anlass. Diese Tees erfreuen sich in den letzten Jahren wachsender Beliebtheit. Sie finden sie nicht mehr nur in Bioläden und Reformhäusern, sondern mittlerweile auch in gut sortierten Drogeriemärkten. Nähere Informationen sowie einen Überblick über das Sortiment und über Bezugsquellen finden Sie unter *www.yogitee.de*.

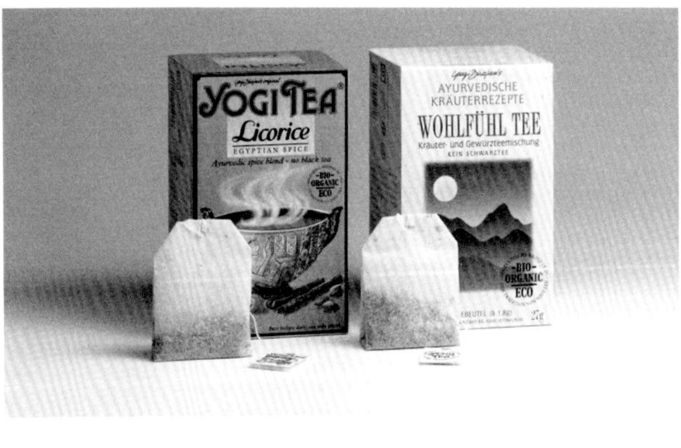

Ablauf einer Yoga-Stunde (Beispiel)

1. **Einstimmen**	**2–5 Minuten**
Aufwärmübung	**5 Minuten** oder länger
2. **Körperübungen, Sets**	**10–45 Minuten**
3. **Tiefenentspannung**	**7–11 Minuten**
Aufwachschritte	**3 Minuten**
4. **Meditationen**	**3–11 Minuten** oder länger
5. **Ausstimmen**	**3 Minuten**

Nach einer Yogastunde wird oft Tee (z. B. Yogi-Tee aus dem Sortiment „Yogi Bhajans Ayurvedische Kräuterrezepte“, s. S. 129) getrunken und etwas Süßes gegessen. Das dient den sozialen Kontakten, dem Austausch über das Erlebte und der Erdung.

Rosinen
sind handliche kleine Energiespender und helfen insbesondere Frauen, den Kaliumhaushalt zu regulieren. Nehmen Sie nachmittags (gegen 16 Uhr) einen Esslöffel voll zu sich. Essen Sie die Rosinen langsam, am besten kleben Sie sie an den Gaumen und lutschen daran.

Sets, Körperübungsreihen

Wenn Sie die Übungen in diesem Kapitel durchführen, beachten Sie bitte Folgendes:

Damit die beschriebenen Sets und Übungsreihen in der beabsichtigten Weise wirken können, halten Sie sich bitte genau an die Anleitungen und achten Sie insbesondere darauf, **alle** Übungen exakt in der beschriebenen **Reihenfolge** auszuführen.

Wenn Sie eine Übung wegen körperlicher Einschränkungen oder Schmerzen nicht durchführen können, halten Sie sich stattdessen an die angegebenen Ausweichmöglichkeiten. Sollte Ihnen auch das nicht möglich sein, führen Sie den betreffenden Teil der Übung zumindest in Gedanken durch.

Überschreiten Sie nie die angegebene **Zeitdauer** der Übungen. Sie können aus Zeitgründen die Dauer verkürzen, achten Sie jedoch darauf, dass das Verhältnis zwischen der Dauer der einzelnen Teile gleich bleibt, d. h., wenn Sie eine Übung um die Hälfte verkürzen, dann verkürzen Sie die übrigen entsprechend ebenfalls um die Hälfte.

Anti-Stress-Set (kurze Version)

Dieses Set besteht aus vier Übungen, die Sie unterschiedlich lange ausführen können.

Anschließend wäre es gut, wenn Sie sich für **7–11 Minuten** entspannen, möglichst in Rückenlage, alternativ auch auf einem Stuhl sitzend.

Technik:

1

- Setzen Sie sich auf einen Stuhl oder im Schneidersitz auf den Boden. Halten Sie den Rücken gerade, ziehen Sie das Kinn leicht nach hinten-unten an.
- Heben Sie die Arme in einem Winkel von 60°.
- Die Handflächen zeigen nach oben, die Hände sind parallel zum Boden abgewinkelt.
- Schließen Sie die Augen.
- Beginnen Sie mit langem, tiefem Atem durch die Nase. **1–3 Minuten**.
- Entspannen Sie dann für **1 ½ Minuten**, möglichst in der Rückenlage.

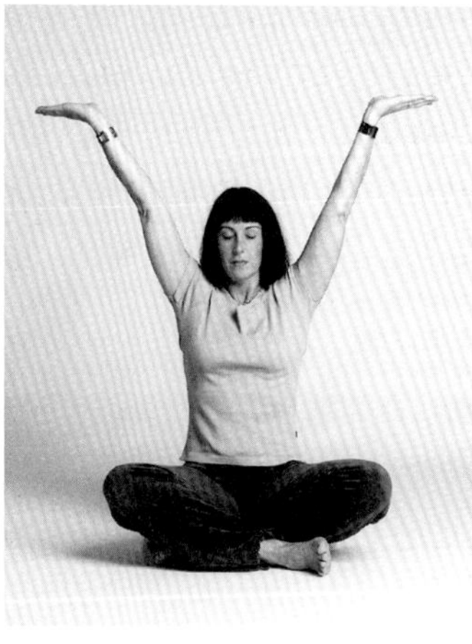

2

- Liegen Sie auf dem Rücken, ziehen Sie die Füße an bis zum Gesäß und versuchen Sie die Fußgelenke mit den Händen zu umfassen. Sollte es Ihnen nicht gelingen, dann winkeln Sie die Beine nur so weit an, wie es Ihnen möglich ist.

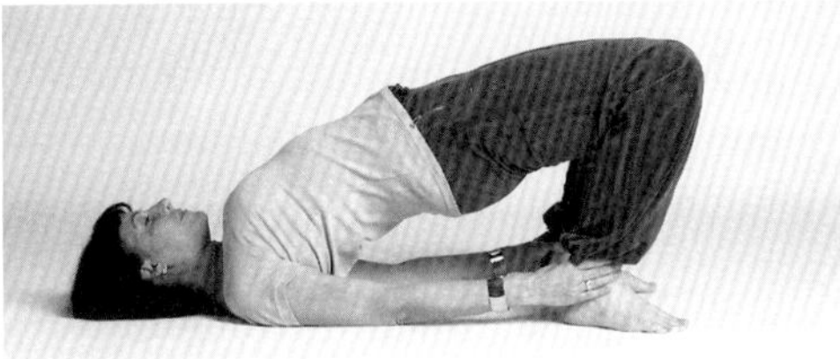

- Heben Sie mit dem Einatmen das Becken, so hoch Sie können.
- Ziehen Sie dann den Bauchnabel/Nabelpunkt gut nach innen an.
- Gehen Sie mit der Ausatmung wieder in die Ausgangsstellung zurück und entspannen Sie kurz, um sich mit dem nächsten Einatmen wieder in die „Brücken"-Position hochzudrücken.
- Wiederholen Sie diesen Vorgang ca. **8- bis 26-mal.**
- Entspannen Sie danach für **1 ½ Minuten,** möglichst in der Rückenlage.

3 Das große Dreieck

- Nehmen Sie den Vierfüßlerstand ein, d. h., Sie stützen sich nur auf Ihre Hände und Knie, die Zehen berühren den Boden.
- Aus dieser Position heben Sie nun das Gesäß so an, dass Ihre Arme und Beine durchgestreckt sind und Ihr Körper ein großes Dreieck bildet.
- Verteilen Sie Ihr Gewicht gleichmäßig auf Hände und Füße. Die Fußsohlen sollten den Boden vollständig berühren (wenn das nicht möglich ist, bitte die Fersen etwas unterlagern).

- Drücken Sie auch Ihren Rücken so weit nach vorn durch, dass er mit den Armen eine gerade Linie bildet.
- Lassen Sie den Kopf entspannt hängen und schließen Sie die Augen.
- Atmen Sie lang und tief für **1–3 Minuten.**

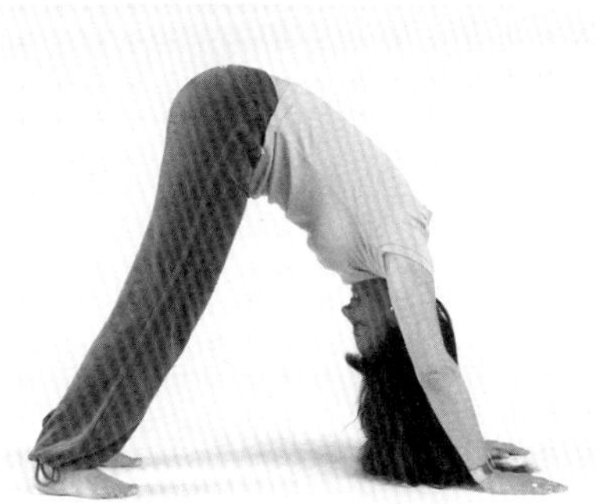

- Entspannen Sie dann für **1 ½ Minuten,** möglichst in der Rückenlage.

4

- Setzen Sie sich in die Grundposition auf den Boden oder auf einen Stuhl.
- Beginnen Sie nun langsam, weich und kontrolliert den Kopf in einer kleinen Bewegung zu kreisen: über die rechte Schulter nach hinten und über die linke wieder nach vorn.
- In der hinteren Position des Kopfes atmen Sie ein, vorn atmen Sie aus.
- Eine Drehung dauert etwa **10 Sekunden.**
- Nach **10 Drehungen** ändern Sie die Richtung, wenn Sie das nächste Mal den Kopf nach hinten kreisen. Bleiben Sie dabei in Ihrem Atemfluss.
- Kreisen Sie weitere **10-mal** in die andere Richtung.

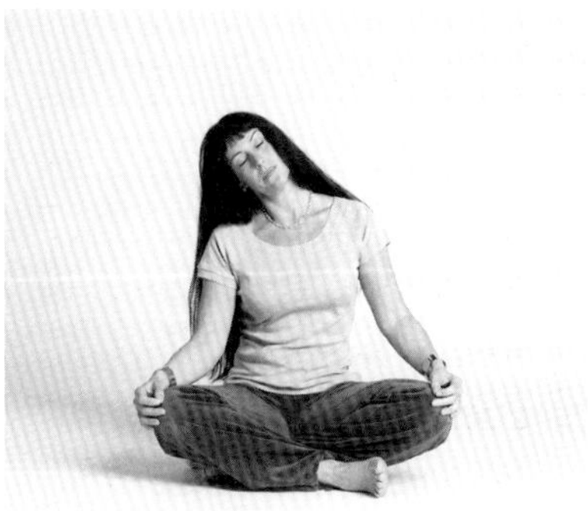

Schluss: Kommen Sie mit dem Kopf wieder in die aufrechte Haltung, in die Mitte, und atmen Sie tief ein. Halten Sie kurz den Atem an und lösen dann.

Entspannen Sie anschließend für **1 ½ Minuten,** möglichst in der Rückenlage.

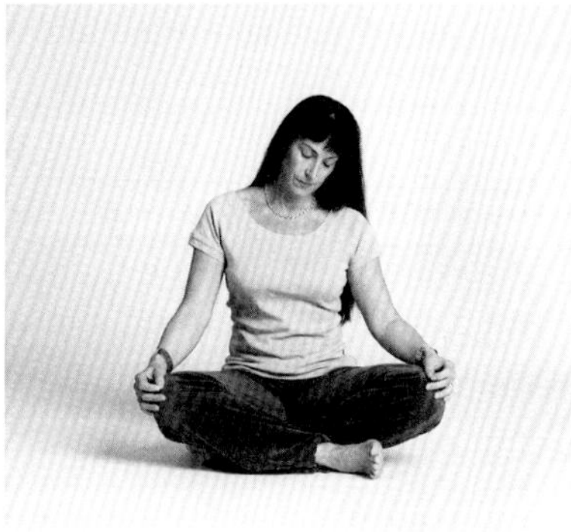

Achtung: Das Kopfkreisen darf nicht schmerzen. Ein leichtes Knirschen kann auftreten, weil sich Mikroablagerungen lösen (vgl. hierzu den Tipp auf S. 60). Je langsamer Sie das Kreisen ausführen, umso besser können sich die kleinsten Muskeln in Ihrem Nacken durch den Wechsel von Anspannung und Dehnung entspannen.

Wenn Sie auf ärztlichen Rat hin den Kopf nicht drehen dürfen, führen Sie nur halbe Kreise aus und halten Sie diese möglichst klein.

Anti-Stress-Set (lange Version)

Technik:

- Sie sitzen während der gesamten Übungsreihe in der Grundposition. Achten Sie bitte auf den geraden Rücken und auf die Nackenschleuse (Kinn leicht nach unten-hinten angezogen).

1

- Klatschen Sie **5-mal** nacheinander mit den Händen in folgender Reihenfolge:

1. mit beiden Händen auf die Knie,

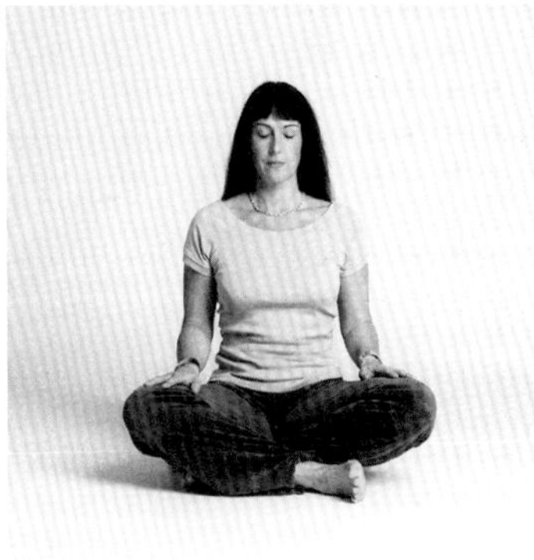

2. beide Hände zusammenklatschen,

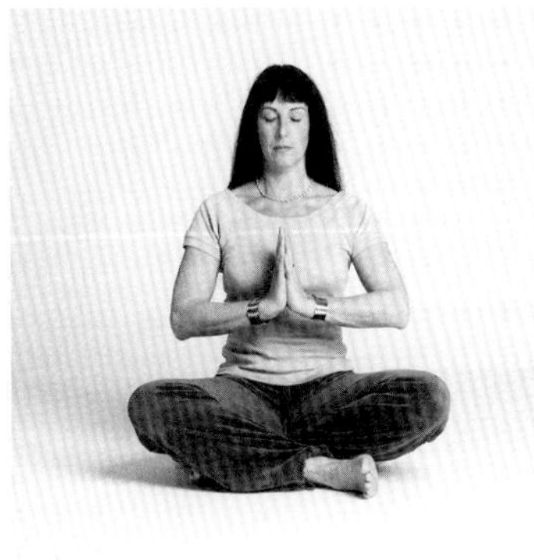

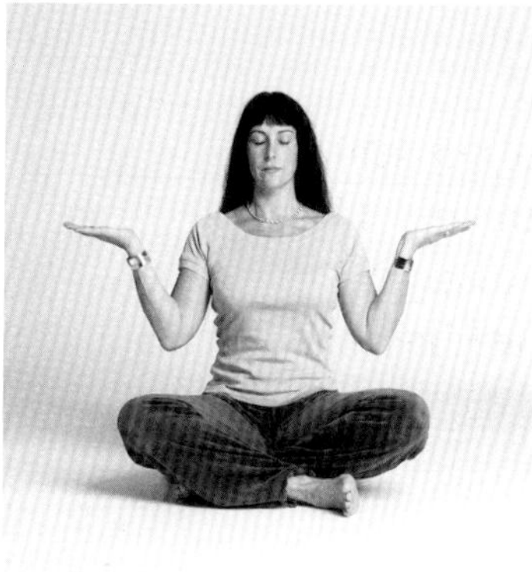

3. beide Hände nach oben öffnen und in die Luft klatschen,
4. Hände zusammenklatschen (wie 2.),
5. Hände wieder auf die Knie (wie 1.).

- Wiederholen Sie diesen Ablauf **3 Minuten** lang in gleichbleibendem Rhythmus.

Schluss: Atmen Sie tief ein, halten Sie die Luft an und atmen Sie wieder aus. Wiederholen Sie dies insgesamt **3-mal.** Anschließend entspannen Sie kurz.

2

- Wiederholen Sie die erste Übung noch einmal **1 Minute lang.**
- Zum Schluss atmen Sie nur einmal tief ein, halten die Luft an und atmen wieder aus.

3

- Die Oberarme liegen seitlich am Brustkorb an, die Hände sind vor der Brust gefaltet. Pressen Sie nun die Ellenbogen rhythmisch gegen die Rippen.

Dauer: 3 Minuten.

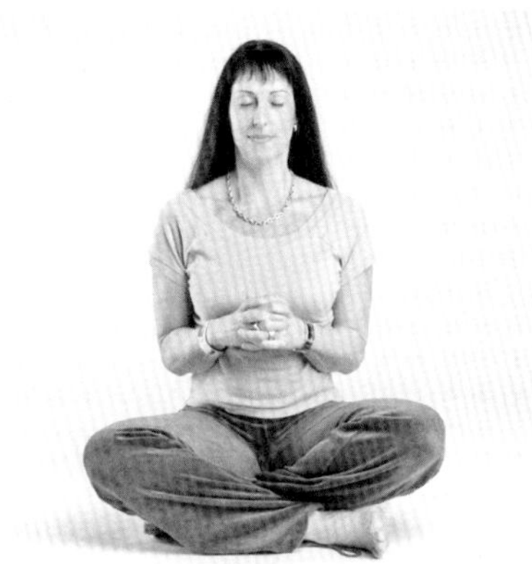

Schluss: 3-mal nacheinander tief einatmen, halten und ausatmen. Danach kurz entspannen.

4

- Wischen Sie nun mit den Unterarmen wie mit einem Scheibenwischer vor Ihrem Gesicht hin und her, wobei die Handflächen zum Körper/Gesicht weisen und die Unterarme sich überkreuzen, abwechselnd der linke vor dem rechten und umgekehrt. Spreizen Sie dabei die Ellenbogen nicht ab, sondern halten Sie die Oberarme ruhig und dicht am Körper.

Dauer: 3 Minuten.

Schluss: 3-mal tief einatmen, halten und ausatmen.

5

- Trommeln Sie **4 Minuten** lang mit den Handflächen auf den Boden. Achten Sie bitte darauf, dass Ihre Handgelenke sich locker bewegen, und legen Sie sich etwas Weiches unter die Hände. Achten Sie auf Ihren Atem: Halten Sie ihn nicht fest, sondern lassen Sie zu, dass er sich der Bewegung anpasst.
- „Tanzen" Sie anschließend **2 Minuten** lang mit den Armen aus den Schultern heraus und schlagen Sie dabei weiter mit den Händen auf den Boden.
- Trommeln Sie wieder nur mit den Händen, weitere **1 ½ Minuten** lang.

Schluss: 3-mal tief einatmen, halten und ausatmen. Entspannen Sie danach kurz.

6

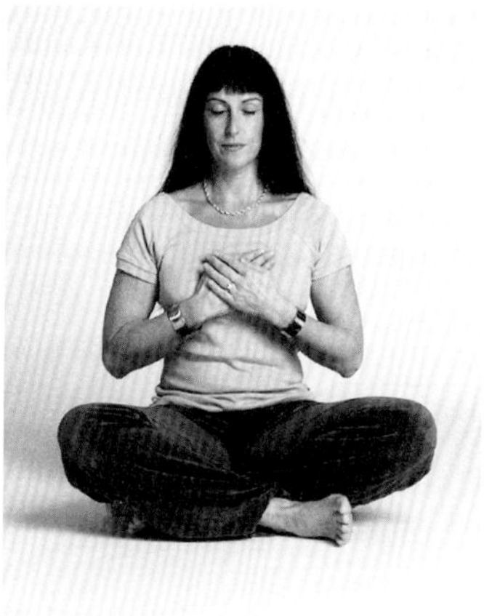

- Legen Sie die Hände übereinander auf Ihr Herzzentrum, die Brustmitte. Bleiben Sie möglichst gerade in dieser Haltung sitzen, aber versuchen Sie sich dabei innerlich in einen schlafähnlichen Zustand sinken zu lassen.
- Für **9 Minuten** hören Sie einer Gong-Meditation von Yogi Bhajan (auf CD) zu, dann singen Sie **2 Minuten** das Mantra mit.
- Richten Sie den Blick auf das Dritte Auge, den Punkt auf der Stirnmitte etwas oberhalb der Augenbrauen.

Wenn Sie die CD von Yogi Bhajan nicht besitzen, bleiben Sie stattdessen für **9 Minuten** in Stille sitzen und atmen Sie lang und tief. Anschließend singen Sie **2 Minuten** lang das Mantra „Sat Nam" (s. S. 31), wobei die Silben „Sat" und „Nam" gleich lang gesungen werden.

Schluss: Tief einatmen, halten und ausatmen. Danach entspannen Sie **7–11 Minuten** lang in Rückenlage. Sie können noch eine **3–11 Minuten** lange Meditation anschließen.

Lungenkapazität vergrößern – Übungsreihe „tief durchatmen"

Dieses Set besteht aus drei Übungen. Die erste leitet Energie in Lunge und Herz, die zweite nutzt diese Energie zur Vergrößerung der Lungenkapazität. Die dritte Übung dient dem Ausgleich und der Verteilung der Lebensenergie (Prana).

Technik:

1

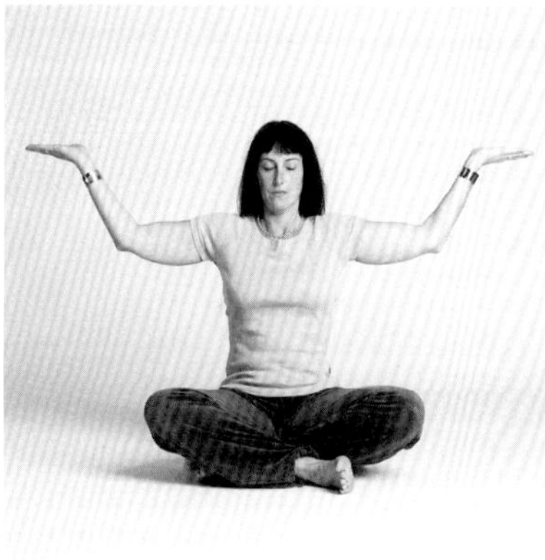

- Sitzen Sie in der Grundposition, die Arme erhoben, sodass die Oberarme parallel zum Boden sind. Die Unterarme werden nach oben abgewinkelt, die Handflächen weisen nach oben.
- Atmen Sie tief ein und halten Sie **10 Sekunden** lang den Atem an. Anschließend atmen Sie aus. Wiederholen Sie diese Abfolge **4-mal.**

Schluss: Ausatmen, die Luft anhalten und den unteren Beckenboden anspannen (Wurzelschleuse, s. S. 18). Anschließend atmen Sie ein, halten kurz die Luft an und atmen wieder aus.

2

- Legen Sie die Hände gefaltet in den Schoß. Führen Sie **10 Minuten** lang den langen tiefen Atem durch. Mit jedem Einatmen dehnen Sie den Brustkorb weit.

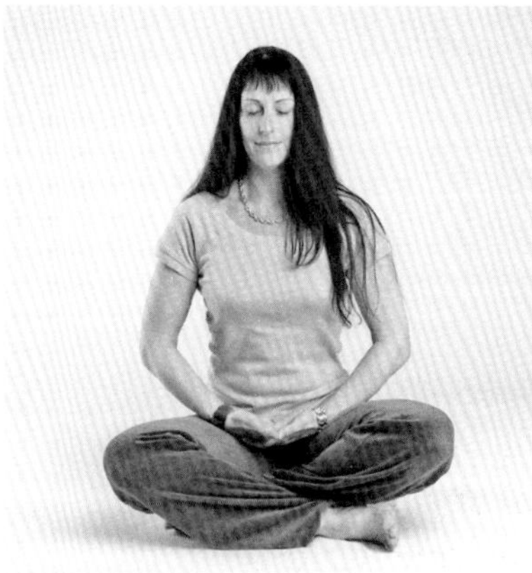

Bei dieser Übung kann leichtes Schwindelgefühl auftreten. Konzentrieren Sie sich auf Ihre Augenbrauen, das stärkt den Gleichgewichtssinn. Die Wirkung verhilft Ihnen zur Kontrolle Ihres Geistes.

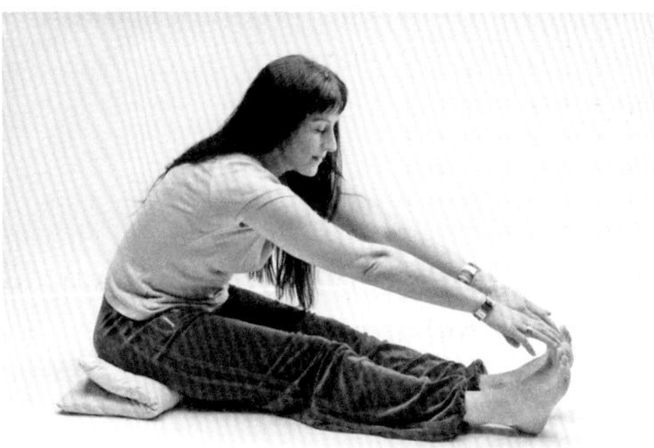

Die dritte Übung muss unmittelbar anschließend ausgeführt werden:

3

- Sitzen Sie aufrecht, die Beine gestreckt. Beugen Sie sich aus der Hüfte heraus weit nach vorn – wenn möglich, fassen Sie Ihre großen Zehen. Wenn Sie sich nicht so weit vorbeugen können, legen Sie die Hände stattdessen auf die Beine.
- Einatmen, ausatmen und die Atmung anhalten. Pumpen Sie mit dem Nabel, solange Sie können, ehe Sie wieder einatmen. Wiederholen Sie dies **2 weitere Male.**

Schluss: Entspannen Sie **3–10 Minuten** lang in Rückenlage.

Anmerkung: Anfänger sollten dieses Set **3-mal** nacheinander üben, den zweiten Teil jedoch auf **2–3 Minuten** reduzieren.

„Besser schlafen" – Übungsreihe

Dieses Set besteht aus vier Übungen, die auf Nerven- und Drüsensystem sowie auf die Verdauung wirken und Ihnen zu einer tiefen Entspannung verhelfen.

Technik:

1

- Sitzen Sie in der Grundposition, die linke Hand in Gyan Mudra (die Spitzen von Daumen und Zeigefinger berühren sich) auf dem Knie mit der Handfläche nach oben.

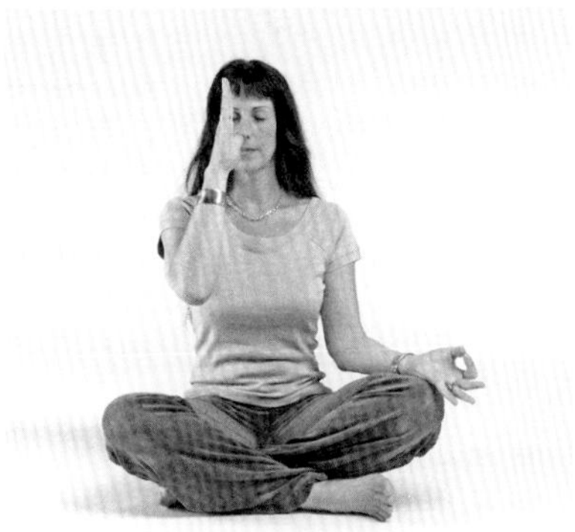

- Halten Sie sich mit dem rechten Daumen das rechte Nasenloch zu, wobei die übrigen Finger gestreckt nach oben weisen.
- Langer, tiefer Atem durch das linke Nasenloch – atmen Sie kräftig und sehr konzentriert.

Dauer: 3–5 Minuten.

Schluss: Einatmen und entspannen.

2

- Sitzen Sie mit gestreckten Beinen auf dem Boden, die Fersen aneinander, Zehen angezogen.
- Strecken Sie die Arme hoch, die Finger verschränkt. Atmen Sie tief ein und beugen sich beim Ausatmen vor. Fassen Sie mit den Händen Ihre Füße. Wenn Ihnen das nicht gelingt, legen Sie die Hände stattdessen auf die Beine.

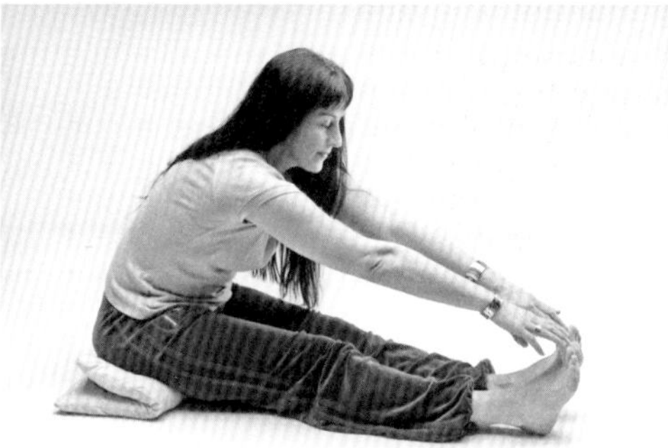

- Konzentrieren Sie sich auf Ihre Atmung – stellen Sie sich vor, über die Fußsohlen einzuatmen, den Atem über die Wirbelsäule fließen zu lassen und über den Scheitel wieder auszuatmen. Beim Einatmen denken Sie „Sat", beim Ausatmen „Nam".

Dauer: 2–3 Minuten oder auch länger.

Schluss: Atmen Sie tief ein und aus, halten Sie den Atem an und spannen Sie den unteren Beckenboden an (Wurzelschleuse, s. S. 18). Dann ausatmen und entspannen. Anschließend richten Sie den Oberkörper langsam wieder auf.

3

- Sie liegen auf dem Rücken und stellen die Füße – schulterbreit auseinander – an das Gesäß heran.
- Setzen Sie die Hände dicht am Brustkorb in der Nähe der Schultern auf und stemmen Sie Ihren Oberkörper hoch.

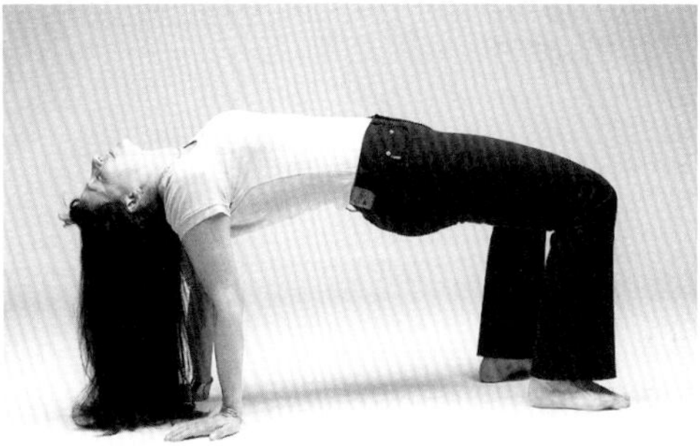

- Gleichzeitig heben Sie das Gesäß an, sodass eine „Brücke" entsteht – Knie, Gesäß, Bauch und Schultern sind ungefähr auf gleicher Höhe, das Gewicht ruht nur auf den Füßen und Händen.
- Lassen Sie den Kopf entspannt nach hinten hängen.
- Die Atmung ist lang und tief.

Dauer: 1–3 Minuten.

Schluss: In Rückenlage **2 Minuten** lang entspannen.

4

- Sie liegen wieder auf dem Rücken. Strecken Sie beide Arme senkrecht nach oben; die Handflächen weisen zueinander. Atmen Sie mehrmals tief durch, dann atmen Sie ein, halten die Luft an, ballen beide Hände zu Fäusten und ziehen sie kraftvoll und langsam an die Brust heran, als müssten Sie dabei einen Widerstand überwinden.

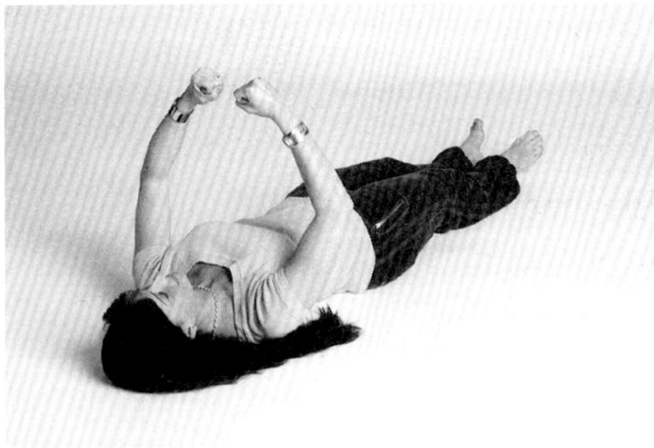

- Wenn Sie die Luft nicht länger anhalten können, atmen Sie aus, entspannen Sie die Arme und legen die Fäuste auf das Brustbein.
- **1 Wiederholung.**

Anschließend **entspannen** Sie **3–10 Minuten** lang in Rückenlage.

„Strecken und atmen am Morgen" – Übungsreihe

Diese Übungsreihe hilft Ihnen, frisch und mit Elan in den Tag zu starten.

Technik:

1

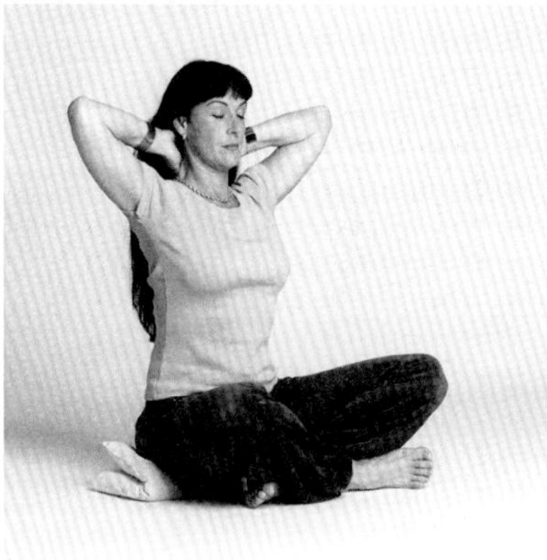

- Sie sitzen in der Grundposition, die Hände im Nacken verschränkt (ggf. unter den Haaren). Ziehen Sie die Ellenbogen nach hinten. Die Augen sind geschlossen.
- Atmen Sie tief durch die Nase ein, atmen Sie kräftig durch die Nase aus und halten Sie dann für ein paar Sekunden die Luft an. Wiederholen Sie diese Abfolge **1–2 Minuten** lang.
- Halten Sie die Position und führen Sie **2–5 Minuten** lang den Feueratem durch.

Schluss: Atmen Sie tief ein, halten Sie die Luft an und konzentrieren Sie sich auf die Teile Ihres Körpers, die Sie mit heilender Prana-Energie versorgen wollen. Anschließend atmen Sie wieder aus und entspannen sich kurz **(1–2 Minuten)**. Dabei sitzen Sie still, die Augen geschlossen, und lassen den Atem entspannt durch die Nase fließen. Nehmen Sie Ihren Atem bewusst wahr, versuchen Sie ihn jedoch nicht zu steuern.

2

- Setzen Sie sich auf die Fersen, die Hände hinter dem Rücken verschränkt.
- Beugen Sie den Oberkörper vor, bis die Stirn den Boden berührt. Heben Sie dabei die Arme mit durchgestreckten Ellenbogen an, so weit Sie können.

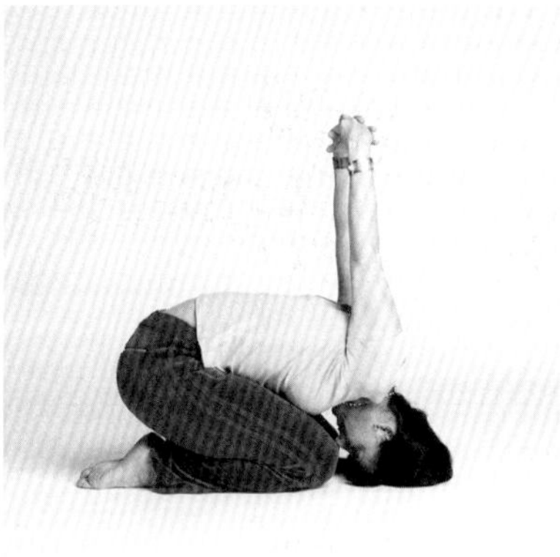

- Singen Sie in dieser Position „Ong“ (s. Kasten auf S. 22f.), wobei Sie nach jedem „Ong“ tief einatmen.

Dauer: 1–2 Minuten.

Schluss: Tief einatmen und langsam aufrichten. Anschließend in Rückenlage **1 Minute** entspannen.

Tipp:
Um den Tag munterer zu beginnen, können Sie auch morgens im Bett die fünf **Aufwachschritte aus der Tiefenentspannung** (s. S. 121) durchgehen.

3

- Bleiben Sie in der Rückenlage und legen Sie die Hände unter das Gesäß, Handflächen nach unten.
- Heben Sie die Beine an, sodass die Füße etwa 30 cm über dem Boden sind, und ziehen Sie abwechselnd beide Knie bis zur Brust an. Das jeweils andere Bein ist dabei gestreckt.
- Wenn Sie das linke Knie anziehen, atmen Sie kräftig ein, beim rechten ebenso kräftig aus. Atmung und Bewegungen werden schwungvoll und dynamisch ausgeführt.

Dauer: 1–3 Minuten.

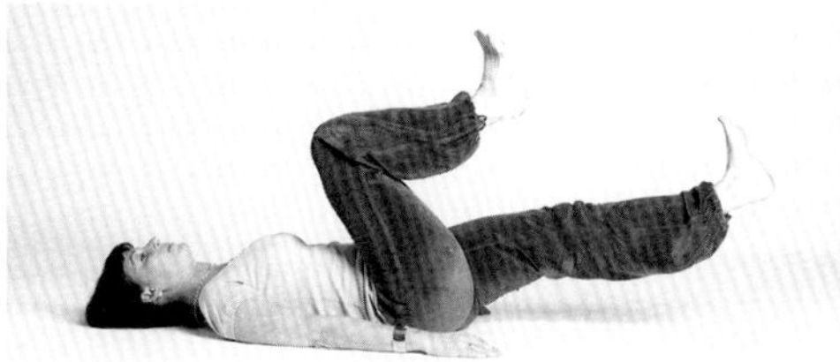

rechtes Knie anziehen – ausatmen

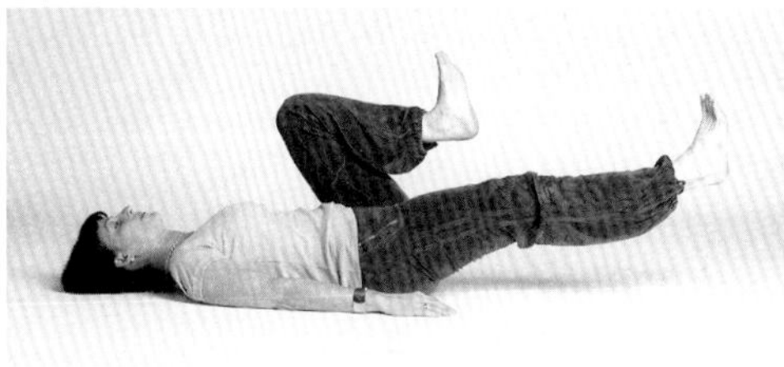

linkes Knie anziehen – einatmen

Schluss: Tief einatmen, beide Beine gerade ausstrecken, ein paar Sekunden lang die Luft anhalten, ausatmen und entspannen. Alternativ bei Problemen im Bereich der Lendenwirbelsäule und der Bauchmuskulatur: Beide Knie an die Brust ziehen, tief einatmen, halten, ausatmen, die Beine ausstrecken und entspannen.

4

- Nehmen Sie den Vierfüßlerstand ein, d. h., Sie stützen sich auf Hände und Knie. Achten Sie darauf, Ihr Gewicht gleichmäßig zu verteilen. Die Hände sind senkrecht unter den Schultern platziert, Finger nach vorn. Die Knie stehen hüftbreit nebeneinander.
- Atmen Sie ein, legen Sie den Kopf in den Nacken und drücken Sie die Brust heraus, wobei das Becken leicht nach vorn kippt.
- Beim Ausatmen biegen Sie den Rücken nach oben und machen einen „Katzenbuckel“, wobei Sie das Kinn an die Brust ziehen.
- Wiederholen Sie diesen Ablauf. Wählen Sie das Tempo, das Ihnen angenehm ist.

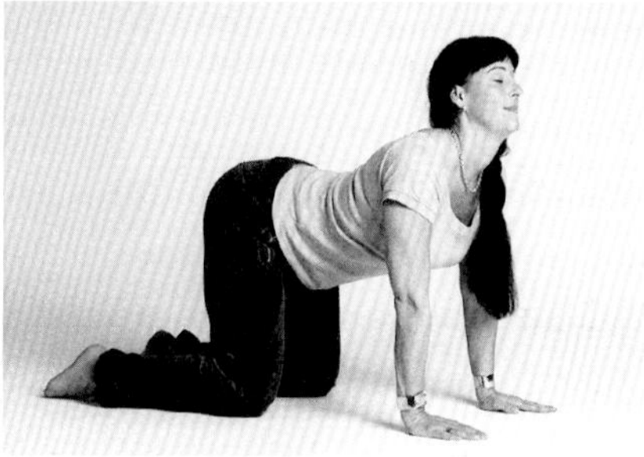

einatmen

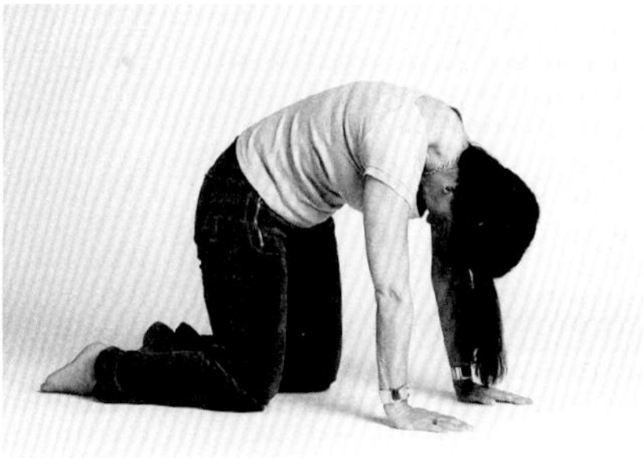

ausatmen

Dauer: 1–3 Minuten.

Anschließend **entspannen** Sie **3–10 Minuten** lang in Rückenlage.

Sonnenenergie-Set –
Übungsreihe für den Nabelpunkt

Das Energiezentrum um den Nabelpunkt fördert Ihre Kraft und Ihr Selbstvertrauen.

Die Arbeit am Nabelpunkt wirkt auf die eigene Aggression und Konfliktfähigkeit; wir setzen uns dabei mit unserem Selbstgefühl und unserer Eigenveranwortung auseinander und lernen mit Machtsituationen ausgeglichener umzugehen.

Dieses Set ist nach der Sonnenenergie benannt. Wenn Sie Sonnenenergie besitzen, brauchen Sie nicht zu frieren; Sie sind sehr kraftvoll, ausdrucksstark, nach außen gerichtet und begeisterungsfähig. Es ist die Energie der Selbstreinigung. Sie hält Ihr Gewicht niedrig, fördert die Verdauung, reinigt den Geist, macht ihn klar, entscheidungsfähig und handlungsorientiert. Die Übungen regen systematisch die positiven, aufbauenden Kräfte in Ihnen an.

Dieses Set können Sie häufiger wiederholen, um von Zeit zu Zeit Ihre Körperkräfte zu mobilisieren und Ihre Konzentration zu stärken.

Technik:

1 Rechte Nasenlochatmung

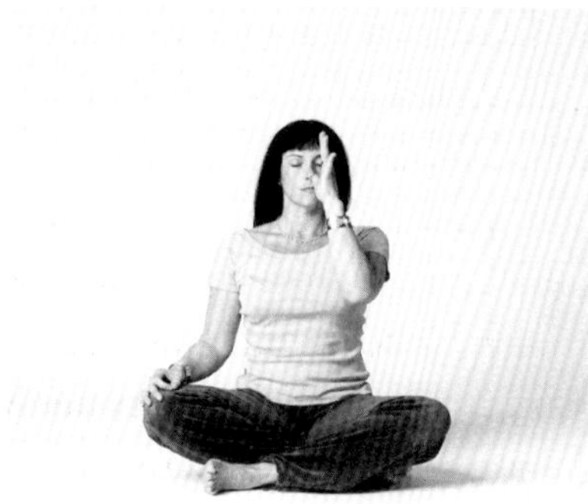

- Sitzen Sie in der Grundposition, die Wirbelsäule gerade, das Kinn leicht angezogen.
- Halten Sie nun mit dem linken Daumen Ihr linkes Nasenloch zu und atmen Sie kraftvoll nur durch das rechte Nasenloch. Die übrigen Finger sind nach oben gestreckt.

Dauer: 3–5 Minuten.

Diese Übung zentriert Sie.

2 Sat Kriya

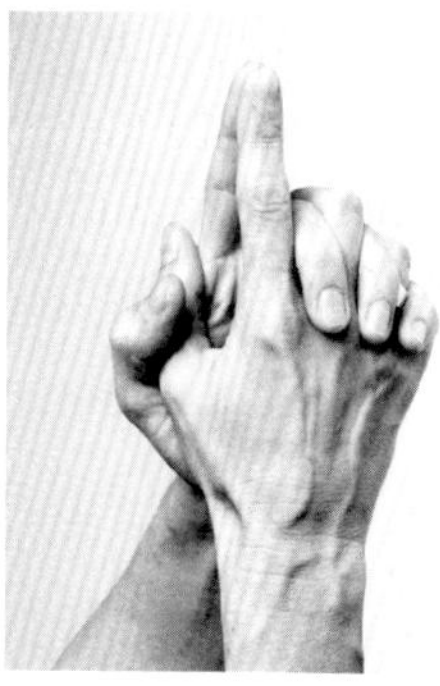

- Setzen Sie sich im Fersensitz auf den Boden oder alternativ in der Grundhaltung auf einen Stuhl. Ihre Hände sind gefaltet, nur die Zeigefinger sind nach oben gestreckt und berühren sich an den Innenflächen. Bei Männern liegt der rechte Daumen über dem linken, bei Frauen umgekehrt.

- Heben Sie nun Ihre Arme über den Kopf. Strecken Sie die Arme dabei ganz durch.
- Sagen Sie laut „Sat“ (das „S“ ist stimmlos) und ziehen dabei den Nabelpunkt (Bauchnabel) schnell und stark ein in Richtung Wirbelsäule. Dann sagen Sie leiser „Nam“ und entspannen dabei den Nabelpunkt. Das „Sat“ wird deutlich und schnell mit der Kraft aus dem Bauch herausgefeuert, während das „Nam“ entspannter und weicher gesagt wird.

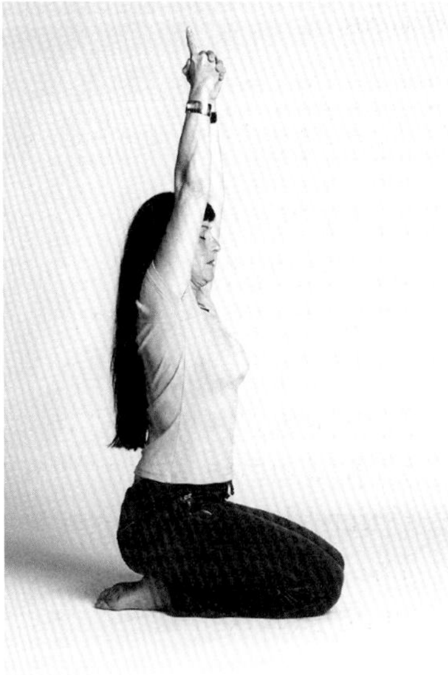

- Richten Sie Ihren Blick auf das Dritte Auge (zwischen den Augenbrauen).
- Versuchen Sie bitte nicht, Ihren Atem bewusst zu steuern; er reguliert sich von selbst.
- Achten Sie darauf, nicht im Rücken einzuknicken.

Dauer: 1–3 Minuten.

Schluss: Atmen Sie tief ein, halten Sie den Atem so lange wie möglich an und stellen Sie sich vor, wie die Energie vom Nabelpunkt ausgehend durch Ihren Körper kreist. Entspannen Sie anschließend in der Grundhaltung für **1–3 Minuten.**

3 Sat Kriya

- Wiederholen Sie die 2. Übung noch einmal für **1–3 Minuten.**

Schluss: Atmen Sie tief ein und aus und halten Sie wieder die Luft an, so lange Sie können.

Betätigen Sie jetzt nacheinander die drei Körperschleusen – Wurzelschleuse, Zwerchfellschleuse und Nackenschleuse – folgendermaßen:

- Pressen Sie den Beckenboden zusammen (Wurzelschleuse),
- ziehen Sie die obere Bauchmuskulatur nach oben-innen unter die Rippen (Zwerchfellschleuse) und
- ziehen Sie das Kinn nach hinten-unten (Nackenschleuse).
- Spannen Sie die gesamte Muskulatur Ihres Körpers an und stellen Sie sich vor, wie die Kraft aus dem unteren Beckenboden am Rückgrat entlang Wirbel für Wirbel aufwärts bis in die Fingerspitzen zieht.

Wenn die Energie in den Kopf steigt und ein Druckgefühl auslöst, drücken Sie die Energie weiter ins Herzzentrum.

4 Spine flex („Kamelritt", s. S. 49)

- Setzen Sie sich in die Grundposition und fassen Sie mit den Händen das Fußgelenk des unten liegenden Beines.
- Atmen Sie ein und schieben Sie die Wirbelsäule nach vorn.
- Atmen Sie aus, während Sie die Wirbelsäule nach hinten bewegen und einen runden Rücken machen.

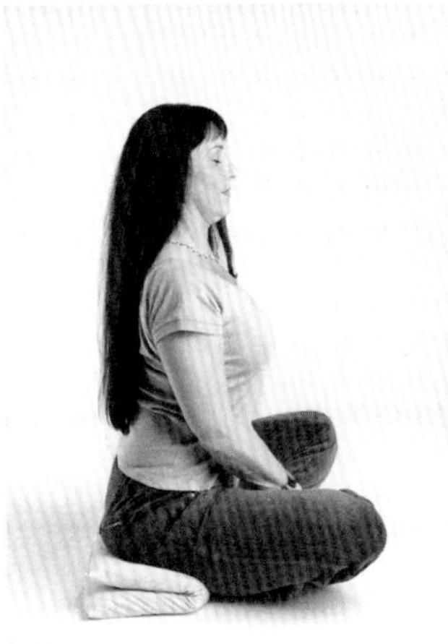

einatmen

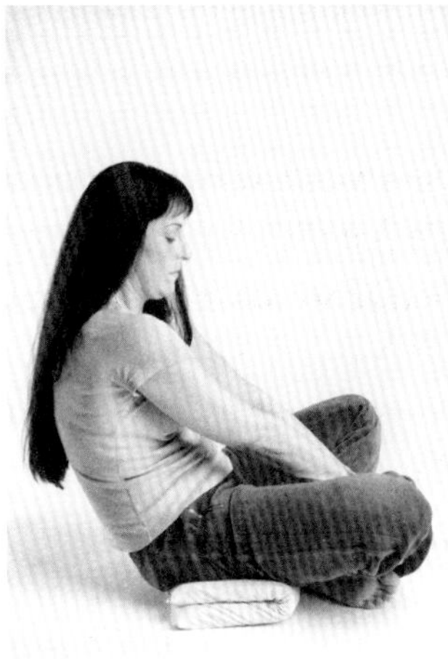

ausatmen

- Konzentrieren Sie sich auf das Mantra „Sat Nam", beim Einatmen auf die Silbe „Sat" und beim Ausatmen auf „Nam".
- Halten Sie den Kopf bei dieser Übung stets aufrecht.

Dauer: 3 Minuten.

Schluss: Tief einatmen, die untere Beckenbodenmuskulatur anspannen (Wurzelschleuse, vgl. S. 18), halten, ausatmen.

5 Frösche

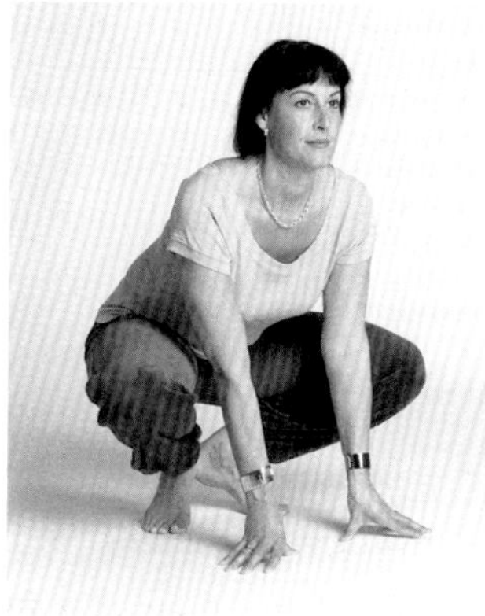

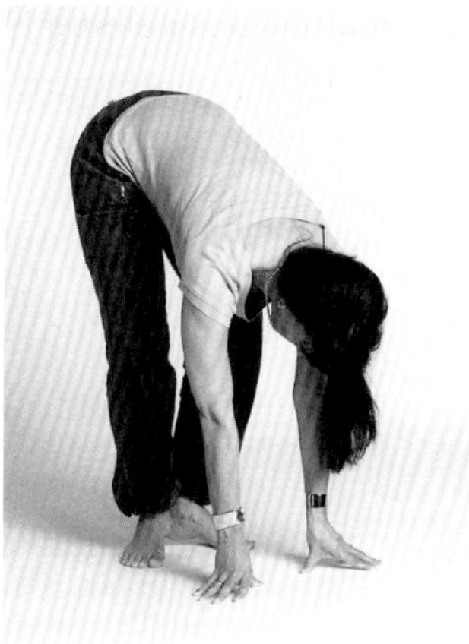

- Gehen Sie mit gespreizten Knien in die Hocke, verlagern Sie das Gewicht auf die Zehen, die Fersen sind angehoben und berühren sich leicht.
- Stützen Sie sich mit den Fingerspitzen zwischen den Knien auf dem Boden ab. Den Kopf aufrecht halten.
- Atmen Sie ein, strecken Sie dabei die Beine und heben das Gesäß an, während Sie gleichzeitig Oberkörper und Kopf senken. Die Fersen stützen sich gegenseitig, berühren jedoch nicht den Boden. Wenn Ihnen das Probleme bereitet, können Sie die Fersen auch abstützen, z. B., indem Sie ein gerolltes Handtuch unterlegen.
- Kommen Sie mit dem Ausatmen in die Ursprungshaltung zurück.

Wiederholen Sie diesen Bewegungsablauf **26-mal.**

Schluss: Atmen Sie in der oberen Position ein und entspannen dann kurz.

Wenn Sie Knieprobleme haben, dann gehen Sie mit dem Gesäß nur so weit hinunter, wie es Ihnen möglich ist.

6 Kopf drehen

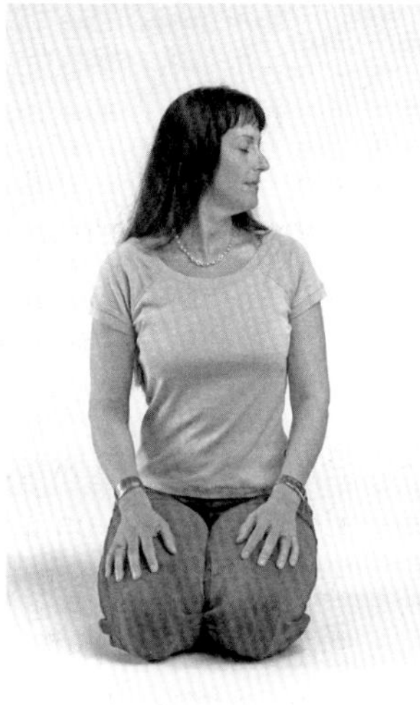

- Setzen Sie sich möglichst bald nach der vorigen Übung in den Fersensitz (oder alternativ in die Grundposition), legen Sie die Hände auf die Oberschenkel, achten Sie auf die gerade Wirbelsäule und die Nackenschleuse (Kinn leicht nach unten hinten angezogen).
- Bei der Einatmung drehen Sie den Kopf langsam nach links, bei der Ausatmung ebenso langsam nach rechts. Zugleich hören oder denken Sie beim Einatmen „Sat", beim Ausatmen „Nam".

Dauer: 3 Minuten.

Schluss: Kommen Sie mit dem Kopf in die Mitte, atmen Sie tief ein, halten Sie den Atem an und atmen dann aus.

7 Seitliche Dehnung

- Setzen Sie sich in die Grundposition, auf den Boden oder auf einen Stuhl.
- Legen Sie die Hände auf die Schultern, die Daumen nach hinten und die Finger nach vorn. Die Oberarme sind parallel zum Boden.
- Atmen Sie ein und beugen Sie dabei den Oberkörper nach links, beim Ausatmen nach rechts, wobei die jeweils andere Seite des Brustkorbs gedehnt wird.
  Wichtig: Nicht in den Schultern abknicken. Die Oberarme bilden die ganze Zeit über eine gerade Linie.
- Abwechselnd wiederholen Sie, jeweils mit tiefen Atemzügen. Verbinden Sie die Atmung wieder mit „Sat“ beim Einatmen und „Nam“ beim Ausatmen.

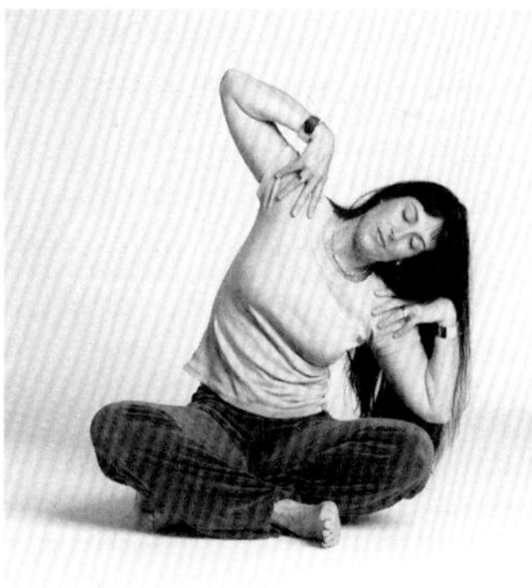

einatmen: nach links – ausatmen: nach rechts

Dauer: 3 Minuten.

Schluss: Kommen Sie wieder in die Mitte, atmen Sie tief ein, halten Sie den Atem an und atmen dann aus.

8 Wurzelschleuse (Mula-Bandha)

- Setzen Sie sich in die Grundposition, auf den Boden oder auf einen Stuhl. Der Rücken ist gerade, der Nacken gestreckt.
- Fokussieren Sie das Dritte Auge (zwischen den Augenbrauen).
- Atmen Sie lang und tief. Halten Sie dabei die ganze Zeit die untere Beckenboden-Muskulatur angespannt (Wurzelschleuse, s. S. 18). Beim Einatmen denken oder hören Sie „Sat“, beim Ausatmen „Nam“.

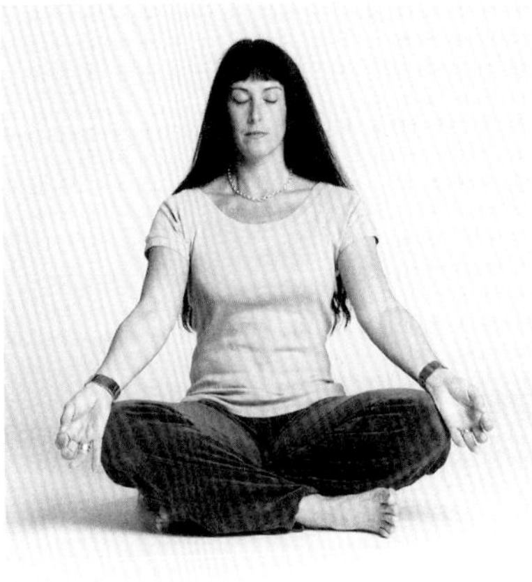

Dauer: 6 Minuten oder auch länger.

Schluss: Tief einatmen, den Atem halten und entspannend ausatmen.

Diese Übung potenziert die Wirkung der vorangegangenen und versetzt Sie in eine tiefe, selbstheilende Meditation.

Zum Abschluss entspannen Sie bitte für **7–11 Minuten** auf dem Rücken liegend in der Tiefenentspannung. Danach können Sie gern eine Meditation Ihrer Wahl anschließen, zum Beispiel den Bogenschützen (s. S. 76f.).

„Euer Immunsystem arbeitet für euch.
Arbeitet ihr für euer Immunsystem?
Euer Herz arbeitet für euch.
Arbeitet ihr für euer Herz?`
Eure Organe arbeiten für euch.
Arbeitet ihr für eines eurer Organe?“

YOGI BHAJAN

Rücken-Set

Dieses Set enthält einfache Körperübungen, die Sie – im Unterschied zu den Übungen in anderen Sets (vgl. Hinweis auf S. 132ff.) – auch einzeln durchführen oder beliebig kombinieren können.

Technik:

1 Feueratmen – Nervenstärkung

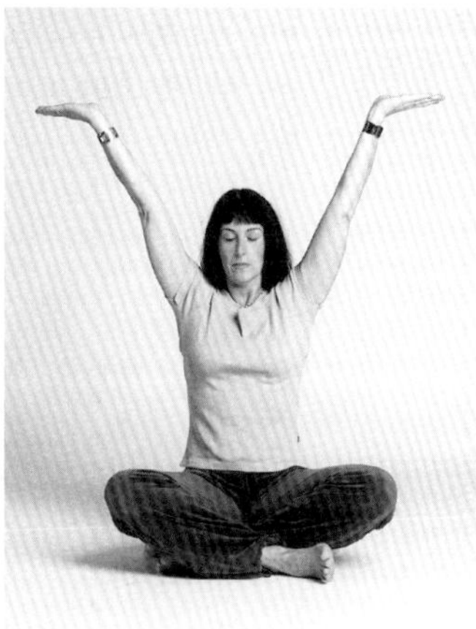

- Setzen Sie sich in die Grundposition, auf den Boden oder auf einen Stuhl. Achten Sie auf den geraden Rücken.
- Strecken Sie Ihre Arme in einem Winkel von 60° nach oben, die Handflächen waagerecht abgewinkelt.
- Beginnen Sie mit dem Feueratem.

Dauer: 1 Minute.

Schluss: Tief einatmen, den Atem anhalten und mit dem Ausatmen entspannen.

2 Spine flex

Setzen Sie sich in der Grundhaltung auf den Boden oder auf einen Stuhl. Auf dem Stuhl fassen Sie Ihre Knie, auf dem Boden das untere Fußgelenk.

- Schieben Sie nun beim Einatmen die Wirbelsäule nach vorn, hören oder denken Sie dabei „Sat“. Beim Ausatmen beugen Sie die Wirbelsäule und machen einen runden Rücken, denken oder hören Sie „Nam“.
- Halten Sie den Kopf die ganze Zeit möglichst aufrecht.

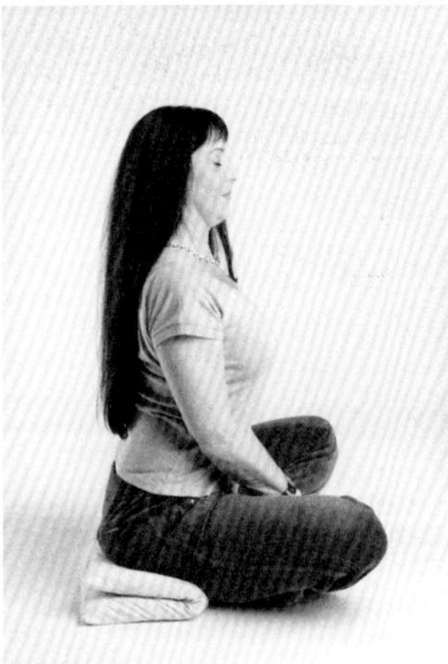

einatmen

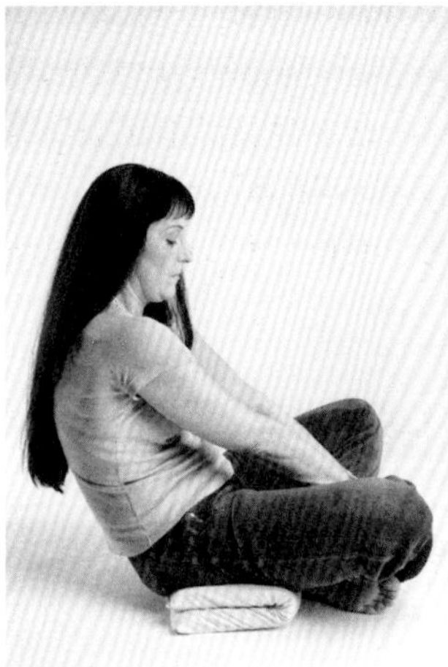

ausatmen

Dauer: 1–3 Minuten.

Schluss: Richten Sie sich auf, kommen Sie in die Mitte, atmen Sie tief ein, halten ein paar Sekunden den Atem an und atmen dann aus.

3 Schultertwist

- Setzen Sie sich in der Grundhaltung auf einen Stuhl oder auf den Boden.
- Legen Sie die Hände auf die Schultern, die Daumen nach hinten, die Oberarme parallel zum Boden.
- Atmen Sie nun, wenn Sie sich nach links drehen, ein; hören oder denken Sie dabei „Sat“. Wenn Sie sich nach rechts drehen, atmen Sie aus und denken oder hören „Nam“. Pendeln Sie so regelmäßig hin und her. Finden Sie dabei Ihr eigenes Tempo.

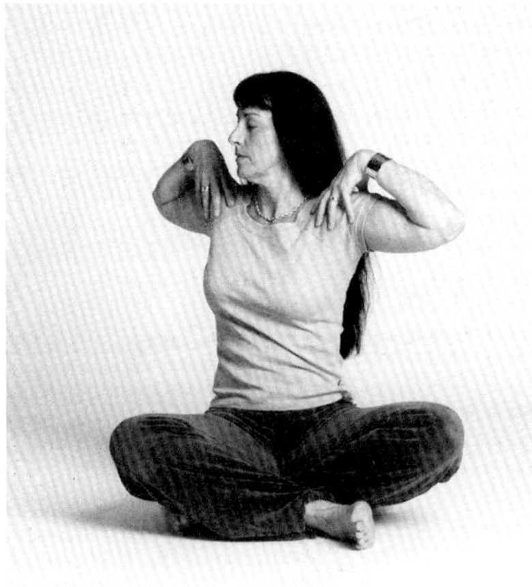
links: einatmen – rechts: ausatmen

Dauer: 1–3 Minuten.

Schluss: Kommen Sie in die Mitte, atmen Sie tief ein, halten den Atem an, atmen aus und entspannen.

4 Seitenstreckung

- Gleiche Ausgangsstellung wie bei 3. Legen Sie die Hände wieder auf die Schultern, wie oben beschrieben.
- Nun beugen Sie sich beim Einatmen mit dem Oberkörper nach links, wobei die rechte Brustseite gedehnt wird. Anschließend beugen Sie sich nach rechts und atmen dabei aus. Die Oberarme bilden während des gesamten Bewegungsablaufs eine gerade Linie.

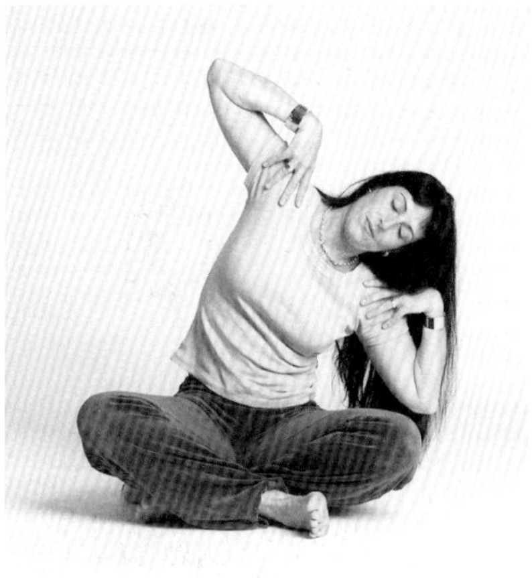

links: einatmen – rechts: ausatmen

- Die Atmung ist lang und tief. Verbinden Sie wieder Ihre Atmung mit „Sat“ beim Einatmen und „Nam“ beim Ausatmen.

Dauer: 1–3 Minuten.

5 Nackenrollen

- Setzen Sie sich in die Grundposition, auf einen Stuhl oder auf den Boden.
- Beginnen Sie langsam, weich und kontrolliert den Kopf in einer kleinen Bewegung zu kreisen, nach vorn, über die rechte Schulter nach hinten und über die linke Schulter wieder nach vorn. Eine Drehung dauert etwa **10 Sekunden.**
- In der hinteren Position des Kopfes atmen Sie diesmal ein und vorn atmen Sie aus.

- Nach **10 Kreisen** wechseln Sie die Drehrichtung, wenn Sie das nächste Mal den Kopf nach hinten kreisen. Bleiben Sie dabei in Ihrem Atemfluss.
- Kreisen Sie weitere **10-mal** in die Gegenrichtung.

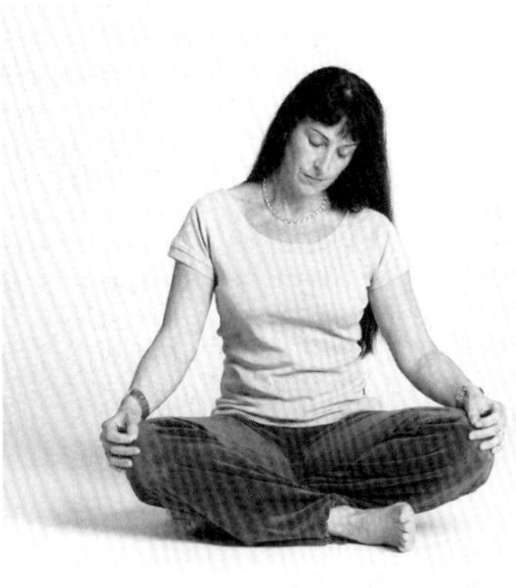

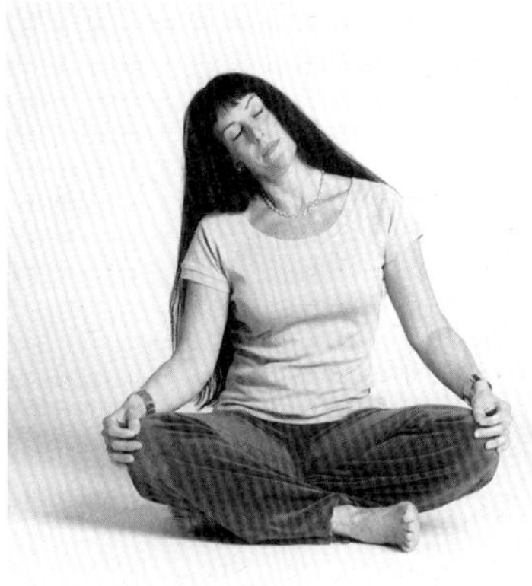

Schluss: Kommen Sie mit dem Kopf wieder in die aufrechte Haltung, in die Mitte, und atmen Sie tief ein. Halten Sie kurz den Atem und lösen dann. Entspannen Sie anschließend für **3–5 Minuten**.

Wichtig: Die Übung darf keinesfalls schmerzhaft sein. Ein leichtes Knirschen kann auftreten, da sich Mikroablagerungen lösen (vgl. hierzu den Tipp auf S. 60). Eine Drehung sollte wenigstens **10 Sekunden** dauern. Je langsamer Sie das Kreisen ausführen, umso besser können sich die kleinsten Muskeln in Ihrem Nacken durch den Wechsel von Anspannung und Dehnung entspannen.

Wenn Sie auf ärztlichen Rat hin den Kopf nicht drehen dürfen, führen Sie nur halbe Kreise aus und halten Sie diese möglichst klein.

Danksagung

Ich danke allen, die zur Entstehung dieses Buches beigetragen haben:

meinem Sat-Nam-Rasayan-Lehrer Sven Butz, aus dessen Unterricht viele der hier zusammengestellten Übungen stammen,

meiner Yogalehrerin Evelin Baer, die den Werdegang des Buches mit ihrer fachlichen Beratung unterstützt hat,

Sabine Schröder, die den Mut hatte, sich als Fotomodell zur Verfügung zu stellen,

dem Fotografen Udo Kowalski, der sich mit Ausdauer und Geduld auf dieses Projekt eingelassen und mit seinen professionellen Fotos entscheidend zur Qualität des Buches beigetragen hat,

sowie Bakhti Rüttgers, die als Erste die Rohfassung las, Anette Petratt, die diese überarbeitete, Dagmar Huffeld, die die Noten für ein Lied und ein Mantra zu Papier brachte, Georg Baumann, der diese Noten in Computerqualität verarbeitete, außerdem der Yoga-Gruppe beim Uni-Sport in Dortmund und den Teilnehmern des Yogakurses 2005 der Bundesanstalt für Arbeitsschutz und Arbeitsmedizin in Dortmund, von denen die Anregung zu einem schriftlichen Handout stammte, aus dem sich dann letztendlich dieses Buch entwickelte.

Fateh Singh danke ich für seine Unterstützung bei der Erstellung des Kapitels über Sat Nam Rasayan sowie für die freundliche Genehmigung, dieses in das Buch aufzunehmen. Außerdem danke ich Sat Hari Singh Khalsa für die rasche und unkomplizierte Zustimmung zum Abdruck der Abbildungen von Yogi-Tee-Schachteln.

Mein größter persönlicher Dank gilt Anja Schünemann, ohne die dieses Buch nicht entstanden wäre.

Literaturempfehlungen

Hirschi, Gertrud: Mudras – Yoga mit dem kleinen Finger. Freiburg: Bauer 1998.

Reiche, Ulrike/Dagmar Völpel: Yoga in Unternehmen. Frankfurt a. M.: O. W. Barth 2005.

Satya Singh: Das Kundalini Yoga Handbuch. München: Heyne 1990.

Shakta Kaur Khalsa: Yoga für Frauen. London: Dorling Kindersley 2003.

Stülpnagel, Bettina: Ich bin schwanger: Yoga für mein Wohlbefinden. Reinbeck bei Hamburg: Rowohlt 2003.

Yogi Bhajan zus. mit Gurucharan Singh Khalsa: Der Verstand. Kelkheim: Kundalini Research Institute 1999.

Yogi Bhajan: Perlen der Wahrheit. Wien: Yantra Verlagsgesellschaft 1996.

Yogi Bhajan: Überlebenshandbuch. 1984. (zu beziehen über den Sat Nam Versand unter: *www.satnam.de*)

Register

Die Autorin

Antonia Marie Haile
Examinierte Krankenschwester

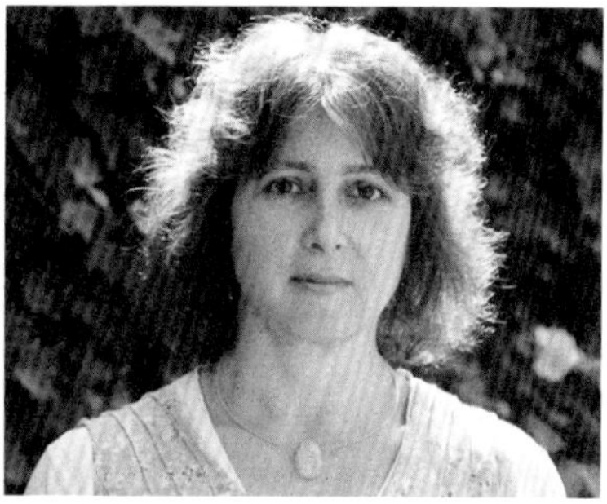

Seit 2001 Unterrichtserfahrung in Kundalini Yoga. Seit August 2005 selbstständig tätig mit den Schwerpunkten:

Entspannungstraining mit Yoga und Meditation für Unternehmen, Einzel-Coaching, professionelle personenorientierte Beratung, Entspannungsbehandlung mit Sat Nam Rasayan®, Systemische Beratung in Organisationen, Yogakurse im Gefängnis. Weiterbildungen in Kinderyoga und Gewaltfreier Kommunikation sowie vertiefende Weiterbildungen in den oben genannten Bereichen.

Weitere Bücher aus dem Verlag Via Nova:

Das große Yoga-Therapiebuch

Yogapraxis für die Gesundheit und einen klaren Geist
Vorwort von Rüdiger Dahlke
Remo Rittiner

3. Auflage

Paperback, 208 Seiten, 400 Fotos, ISBN 978-3-86616-149-8

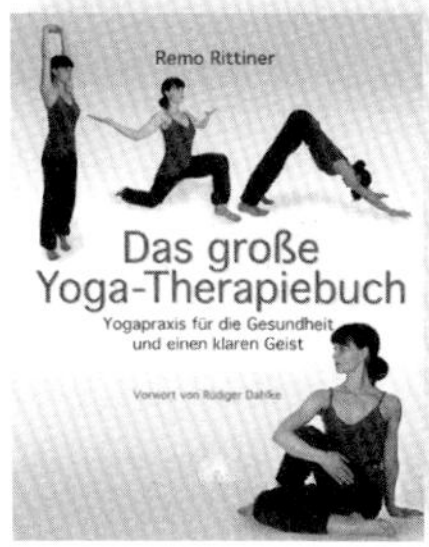

Das Buch basiert auf den Grundprinzipien der Yogatradition des Yogameisters T. Krishnamacharya und seines Schülers A.G. Mohan sowie auf den neuesten Erkenntnissen der westlichen Anatomielehre. Es ist klar und verständlich geschrieben und eignet sich sowohl für AnfängerInnen als auch für fortgeschrittene Yogaübende, die sich für das große Heilungspotential der Yogatherapie interessieren. Remo Rittiner hat seine langjährige Erfahrung mit zahlreichen Menschen, die regelmäßig unter seiner Anleitung Yoga praktizieren, in dieses Buch einfließen lassen.

Kraftquelle Yoga

Das Praxisbuch des Viniyoga
Gary Kraftsow

2. Auflage

Paperback, 360 Seiten, Großformat, über 1000 Fotos, ISBN 978-3-86616-027-9

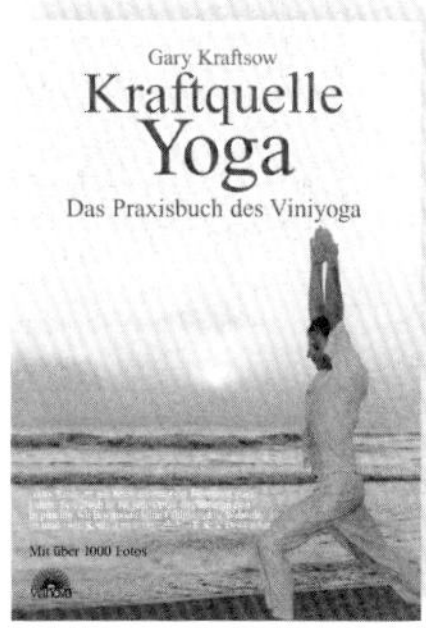

„Der Stern des Yoga geht auf." Mit diesen Worten beginnt ein Buch, dessen Lektüre für alle Yoga-Praktizierenden zu einer Sternstunde des Yoga werden kann. Im ersten Teil des Buches, das auf einzigartige Weise eine Vielzahl von Themen in großer Tiefe behandelt, erläutert der Autor die Grundlagen der Yoga-Praxis, zu denen körperliche Haltungen, der Atem und der richtige Aufbau einer Yoga-Stunde gehören, sowie die Biomechanik der Bewegung anhand einer Reihe praktischer, in sich abgeschlossener Übungsreihen. Der zweite Teil behandelt das enorm große Heilungspotenzial, das der Yoga-Therapie innewohnt. Für eine Vielzahl körperlicher und seelischer Erkrankungen zeigt der Autor – stets wissenschaftlich fundiert – eine Fülle von Übungsreihen und Haltungen, die in hohem Maße zu ihrer Heilung beitragen können. Einzigartig sind auch die exzellenten, über 1000 fotographischen Darstellungen und detaillierten Anleitungen zu den einzelnen Asanas. Dieses Buch ist eine Goldgrube praktischen Wissens, das den Leser immer wieder zu neuen Erkenntnissen führen wird.

Heilgebärden

Verbindung mit dem heilenden Feld durch Bewegung und Meditation – Vorwort von Chuck Spezzano
Barbara Schenkbier

Hardcover, 160 Seiten, 42 mehrfarbige Fotos, ISBN 978-3-86616-175-7

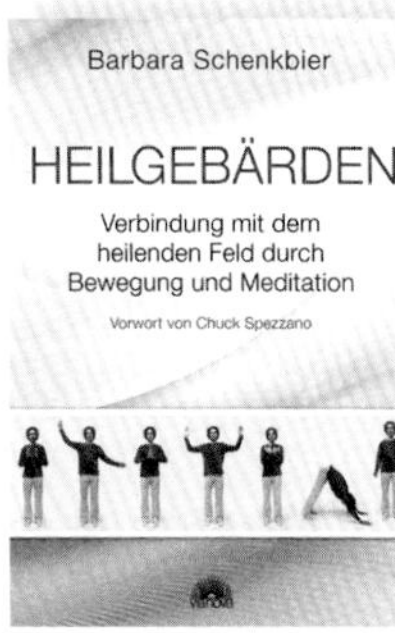

Die Heilgebärden sind im Rahmen der Ausbildung für spirituelle Heilung inspirativ von der Autorin Barbara Schenkbier empfangen und ausgestaltet worden. Sie sind für jeden leicht durchzuführen. Achtsame Gebärden und Haltungen öffnen den Übenden für den Strom der Heilenergie aus dem heilenden Feld. Dynamische Bewegungen und Energiemassage aktivieren die Lebensenergie, so dass der Körper und die Feinstoffebenen durchströmt und geheilt werden. In der wachen Vergegenwärtigung der strömenden Heilkraft und in den Meditationen werden auch Geist und Seele angesprochen und wichtige spirituelle Grundhaltungen wie Achtsamkeit, Hingabe und Demut entfaltet.

Yoga-Meditation für Anfänger

Einfach meditieren lernen – Schritt für Schritt
Anna Trökes

Hardcover, 192 Seiten, ISBN 978-3-86616-193-1

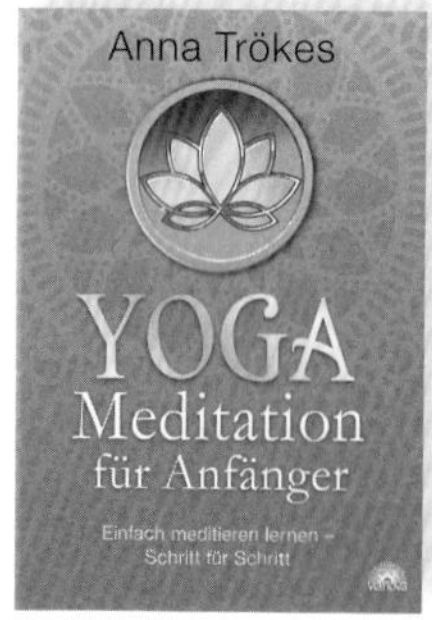

Yoga-Meditation lehrt uns, dass alles, was sich in uns abspielt, mit unserer Geisteshaltung zu tun hat. Und an dieser Geisteshaltung können wir arbeiten, wenn wir lernen, sie zu modifizieren. Dazu werden in diesem Arbeitsbuch Methoden vorgestellt, die helfen, einen Zustand wacher Ruhe zu etablieren, aus dem heraus sich Klarheit, innerer Frieden und die Stabilität des Geistes entwickeln können. Diese Qualitäten sind unverzichtbar, damit wir den steigenden Anforderungen des Alltags gewachsen sind und wir unsere mentale und körperliche Gesundheit bewahren können. Damit stellt die Yoga-Meditation einen ganz entscheidenden Beitrag zur Bewältigung unseres modernen Lebens dar. Gleichzeitig ist sie zeitlos und wendet sich an das menschliche Potential in uns, das ebenfalls zeitlos ist und immer der Entfaltung harrt.

Mit Yoga Nidra das Leben meistern

Das Energiepotenzial des Unbewussten erkennen und die Kreativität der Alpha-Ebene nutzen
Anna Röcker

2. Auflage

Hardcover, 192 Seiten, ISBN 978-3-86616-069-9

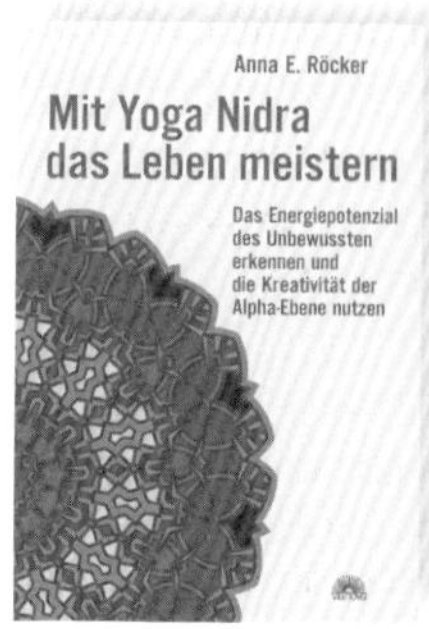

Leicht erlernbare „magische" Praktiken ermöglichen es auf verblüffend einfache Weise, die Fähigkeiten des Geistes optimal und zielgerichtet zu nutzen. Auf verschiedenen Stufen führt Yoga Nidra von einer ganzheitlichen, tiefen Entspannung bis hin zur Lösung von alten Mustern und Blockaden sowie Programmierungen aus der Kindheit. Davon frei zu werden eröffnet völlig neue Möglichkeiten, die innere Stimme zu hören und das eigene kreative Potenzial zu entwickeln und für die eigene Lebensgestaltung einzusetzen. Im besten Sinne führt Yoga Nidra nicht nur zur eigenen Weiterentwicklung und inneren Freiheit, sondern zur Mitgestaltung und Erhaltung der Schöpfung.Yoga Nidra ist für jeden Menschen geeignet, da es sich um ein in sich schlüssiges System handelt. Das uralte Yoga Nidra-Wissen wird damit zum Schlüssel für die „neue Zeit", von der die moderne Gehirnforschung spricht.

Yoga – Energie ein Leben lang

Übungszyklen und Meditationen des Hatha Yoga
Jutta Pinter-Neise

Hardcover, 240 Seiten, 200 farbige Fotos, ISBN 978-3-86616-098-9

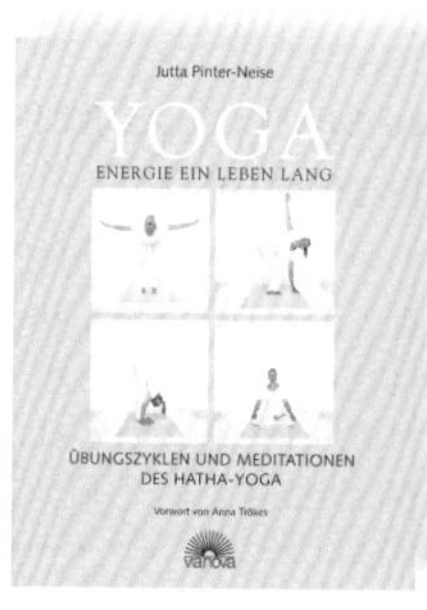

In diesem Buch werden 35 Jahre Erfahrung im „Yoga der Energie" weitergegeben. Die Entwicklung der Achtsamkeit führte zu einer immer größeren Einfachheit und Genauigkeit in der Ausführung der Haltungen und Bewegungsabläufe. Die vier Übungszyklen bauen in ihrer Anforderung aufeinander auf. Je tiefer der Übende sich einzulassen gewillt ist, desto tiefer wird er berührt werden. Die einzelnen Übungen sind so aufeinander abgestimmt, dass jede Übungssequenz eine in sich geschlossene Einheit ergibt, die jeweils mit einer Meditation abschließt. Der Autorin geht es darum, zu berühren, damit Veränderung geschehen kann. Ihre jahrelange Suche hat ihr mit aller Deutlichkeit gezeigt, dass es nur unser Denken und Fühlen ist, das alles verändert.

Yoga auf dem Stuhl

Ein Übungsbuch für Beruf und Alltag

Edeltraud Rohnfeld

3. Auflage

Hardcover, 184 Seiten, über 100 Zeichnungen, ISBN 978-3-936486-72-8

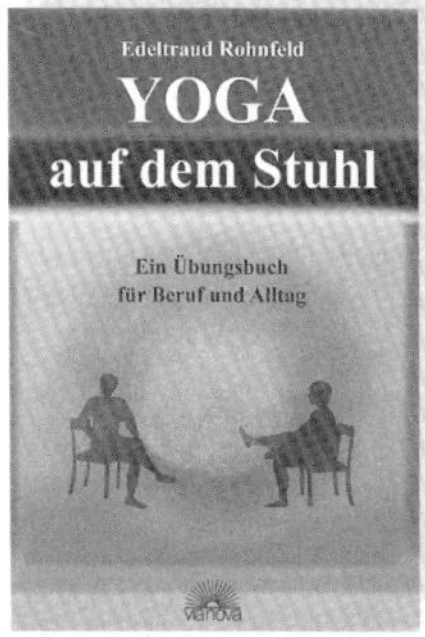

Viele Menschen würden gerne die körperbewussten Entspannungstechniken des Yogas erlernen. Doch aus Zeitmangel, Alters- oder anderen Gründen scheuen sie sich, klassisches Yoga auf der Matte zu erlernen. Genau diese Menschen werden sich durch diese neue Form des Yogas angesprochen fühlen, denn so gut wie jeder kann sie ausführen. Egal, ob sie sich zu dick, zu steif, zu alt oder zu wenig selbstbewusst fühlen, die Übungen in diesem Buch sind so abgewandelt, dass sie selbst von behinderten Menschen im Rollstuhl ausgeführt werden können. Ob im Büro oder zuhause, ob unterwegs im Zug oder im Flugzeug, ob während der Rekonvaleszenz nach schwerer Krankheit oder Unfall, mit dieser Form des Yogas ist der Übende flexibel. Der Effekt ist groß, der Schwierigkeitsgrad niedrig und die Gefahr, sich eine Verletzung zuzuziehen, gering. Alle Übungen werden so ausführlich und anschaulich beschrieben, dass jeder Interessierte sie ohne jede Vorkenntnisse ausführen kann. Zum besseren Verständnis sind den Übungen Illustrationen der Autorin beigefügt.

Wege der Achtsamkeit

Über die Ethik der gewaltfreien Kommunikation

Claus Eurich

Hardcover, 184 Seiten, ISBN 978-3-86616-089-7

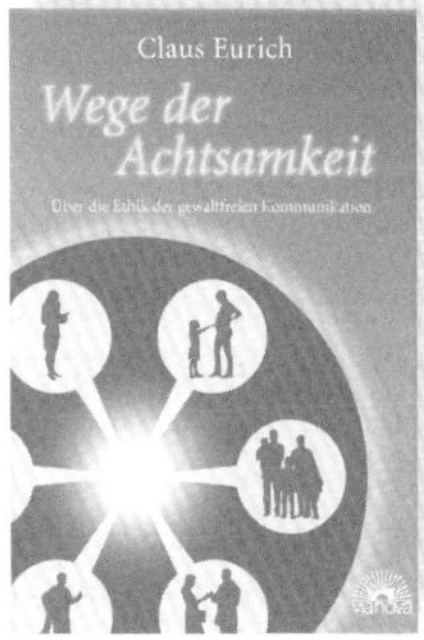

Der Mensch ist Kommunikation. Jedes Wort, jede Geste, alles Tun und Nicht-Tun enthält eine Botschaft. In der Weise unseres Kommunizierens mit der Um- und Mitwelt, mit unserer Innenwelt und mit dem göttlichen Bereich erweist sich zugleich die Tiefe unserer ethischen und spirituellen Beheimatung. In drei Abschnitten geht dieses Buch der Beziehung von Spiritualität, Ethik und Kommunikation nach. Ein wesentlicher Fokus liegt dabei auf der wechselseitigen Verbundenheit allen Seins. Der Entwurf eines integralen Ethos mündet schließlich in grundlegenden und zugleich konkreten Schritten einer gewaltfreien und empathischen Kommunikation. Wir lernen uns entsprechend auszurichten. Sowohl im Alltagsleben eines jeden Menschen als auch in beruflichen und systemischen Kontexten kann dies eine große Hilfe auf dem Weg achtsamer Lebensgestaltung sein.

Burnout: Aus der Erschöpfung in die Kraft

Hanspeter Ruch

2. Auflage

Taschenbuch, 160 Seiten, ISBN 978-3-86616-178-8

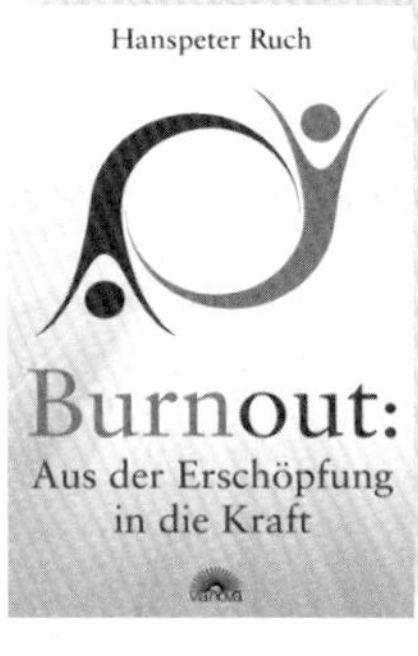

Burnout ist primär ein energetisches Problem, das sich schleichend entwickelt. Ursachen sind Stress, chronische Überlastung, Mangel an Erholung und an Ausgeglichenheit. Um ein Burnout zu bewältigen, muss man sein Leben neu ausrichten. Anhand von Fallbeispielen und Übungen wird aufgezeigt, wie Betroffene mit der Krise umgehen können. Einc Checkliste der Burnout-Anzeichen dient als Orientierungshilfe. Der Antistress-Lebensplan hilft, bei Kräften zu bleiben, den Alltag besser zu bewältigen und auf seine Gesundheit zu achten.

Heilung von Schuldgefühlen

Das Geschenk des inneren Friedens wieder erfahren
Chuck Spezzano

Hardcover, 256 Seiten, ISBN 978-3-86616-197-9

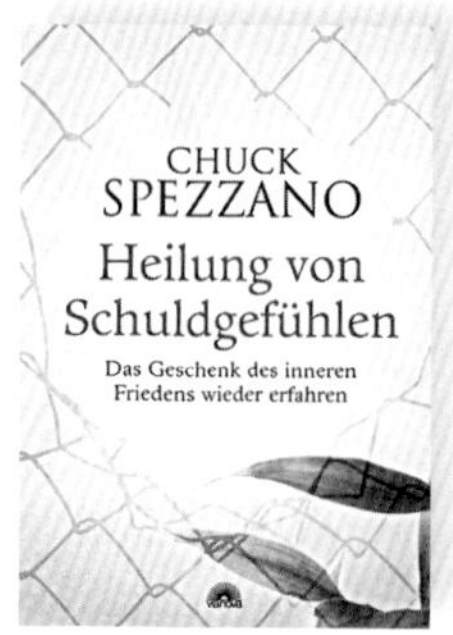

Schuldgefühle – wer kennt sie nicht? Schuldgefühle bewirken, dass wir uns herabsetzen und uns für das bestrafen, was wir getan zu haben glauben. Chuck Spezzano nähert sich diesem Thema mit der ihm eigenen Mischung aus Humor und Tiefgründigkeit. Er zeigt in seinem wachrüttelnden Buch nicht nur, wie es gelingen kann, die oftmals tief im Unterbewusstsein verborgenen Ursachen unserer Schuldgefühle aufzudecken, sondern stellt auch Wege vor, wie sie geheilt werden können. Seine Prinzipien werden anhand von Übungen und Fallbeispielen aus seiner langjährigen Praxis als Therapeut veranschaulicht. Die wichtigste Botschaft des Buches lautet, dass in seinem innersten und unveränderlichen Wesenskern jeder Mensch unschuldig ist.

Die befreiende Kraft der Vergebung

Eine Anleitung, um wirklich verzeihen zu können
Jim Dincalci

Paperback, 288 Seiten, ISBN 978-3-86616-198-6

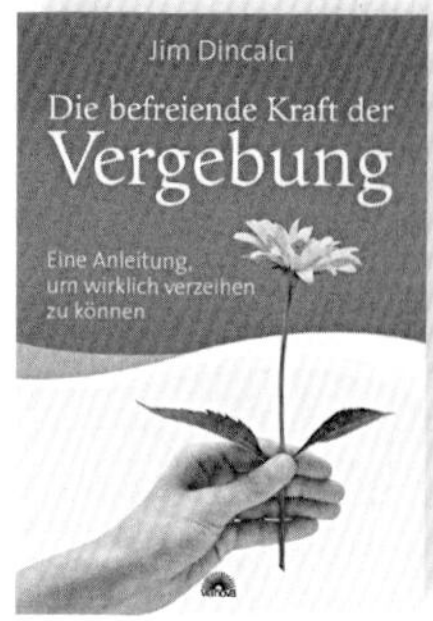

Manchmal sind es nur kleine Dinge, die man nicht verzeihen kann, manchmal traumatische Ereignisse, die das ganze Leben überschatten. Aber immer, so betont der amerikanische Psychologe und Vergebungsexperte Jim Dincalci, vergiften sie das eigene Leben. Vergeben bedeutet darum freiwerden. Aber wie? Dincalci hat dazu ein Vergebungsprogramm entwickelt, das wirklich hilft: um die Blockaden auf dem Weg der Vergebung zu lösen, um die inneren Helfer zu entdecken, die stärken, und vor allem: um sich auch selbst vergeben zu lernen.

Dem Geheimnis der Gedanken auf der Spur

Das Gehirn wächst mit seinen Herausforderungen
Prof. Dr. Gela Weigelt

Paperback, 160 Seiten, 70 farbige Fotos, ISBN 978-3-86616-191-7

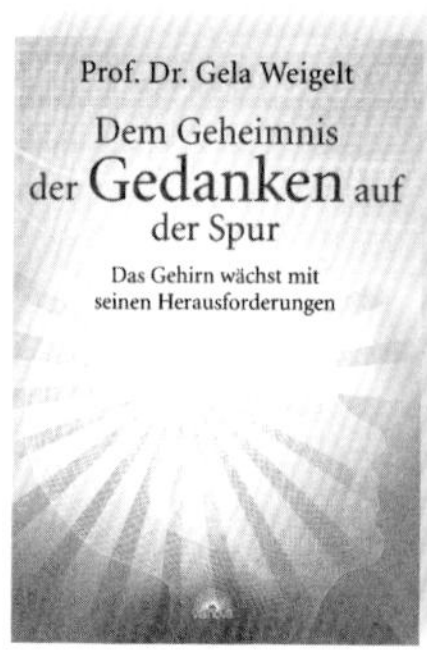

Nicht nur die Leber, auch das Gehirn wächst mit seinen Aufgaben und Herausforderungen. Die Neurowissenschaften zeigen uns, wie Gedanken im Gehirn als In-Formationen „entstehen". Die moderne Physik beweist, dass es eine Quantenwelt „hinter" dem Gehirn gibt, in der diese Informationen enthalten sind, und die Spiritualität liefert die zeitlosen Erkenntnisse über die „wahre Natur" der Gedanken. Dieses Buch bietet eine Synthese aus Wissenschaft und Spiritualität. Zahlreiche farbige Bilder erläutern den Text und führen so zu einem tiefen Verständnis des Geheimnisses um die Gedanken, die in unseren Gehirnen auftauchen.